医学博士
よこすか女性泌尿器科・泌尿器科クリニック院長
奥井 識仁 ◎著

あなたらしい

絵で見るはじめての終末医療マニュアル

最《さい》期《ご》を生きる本

ハート出版

はじめに――自分らしく人生をおわる

この本は、一言で言うと**『死に方のガイドブック』**です。**どうすれば末期の体をケアして楽にできるか**――そのためのテクニックをたくさんちりばめています。

一口に〝**末期**〟と言っても、取り扱う医療分野は多岐に渡ります。例えば、これらはすべて痛みを取るための治療ですが、針や注射で痛みの原因となる神経の緊張を緩和する「**神経ブロック**」に関しては、麻酔科やペイン科の医師が専門です。抗がん剤の副作用を最小限にしてがんの痛みを取る「**新しい抗がん剤治療や低用量抗がん剤治療**」は、化学療法科の医師に相談するべきです。痛みそのものを和らげるための「**麻薬の皮下投与**」については、麻薬に関する専門知識を持った医師にかかるのが最善です。このように、なかなか一人の医師では全てを網羅するのは難しいと考えます。

私は、本来「**排泄ケア**」や「**女性泌尿器科**」を専門としている医師です。その一方で、この分野は〝**実に末期の方の多い分野**〟でもあります。泌尿器科領域のがんのみならず、ほとんどのがんの末期の方が著しく失禁し、便秘と下痢を繰り返し、そして食欲不振になり、そのことがさらに全身状態を悪化させます。私の医師としての仕事の半分は、こうした末期の方のケアといっても過言ではありません。

その流れで、私自身は先述の神経ブロックも、低用量抗がん剤治療も、麻薬の皮下投与も自分で行っています。もちろん、この本に書かれている全ての内容を自分の専門分野としているわけではありませんが、この分野のかなりの広範囲を手がけております。終末期を取り扱った書籍で、体験記や闘病記は世の中に星の数ほどあります。しかし、〝**医師の知る限りのテクニックを示した**〟このような本はありません。そこで、今後さらに多くの方が必要とするであろう『**医師による死に方のガイドブック**』を執筆した次第です。

この本は、どんな方法を利用すれば、あなたのつらさを少しでも解消できるか、医療側から提供できるアイデアをたくさん盛り込んでいます。

しかし、そのアイデアをどのように利用するかは、あなたの考え次第です。最良なのは、〝**あなたらしく人生を終えること**〟です。この本が、そのお役に立てれば幸甚です。

奥井　識仁

5章　がんの痛みをやわらげる

8章　旅立ちの瞬間

カバーデザイン：フロッグキングスタジオ
マンガ・図版：　しんざきゆき
協力：　奥井まちこ
よこすか訪問看護ステーション

１章

「告知」を受ける

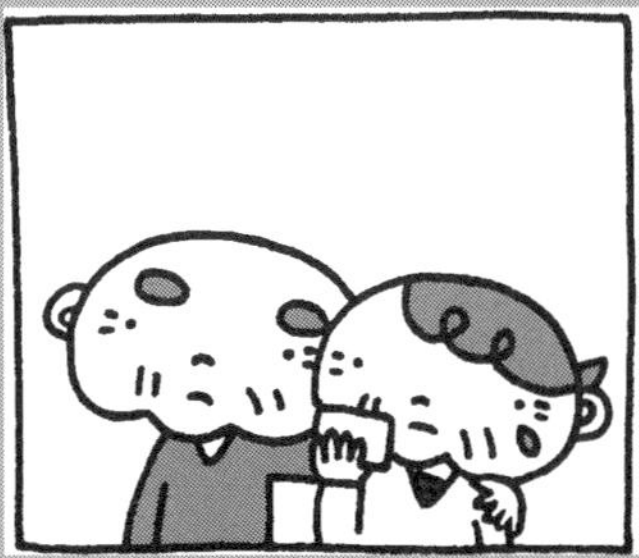

「心を込めた告知」

作：奥井　識仁
画：しんざきゆき

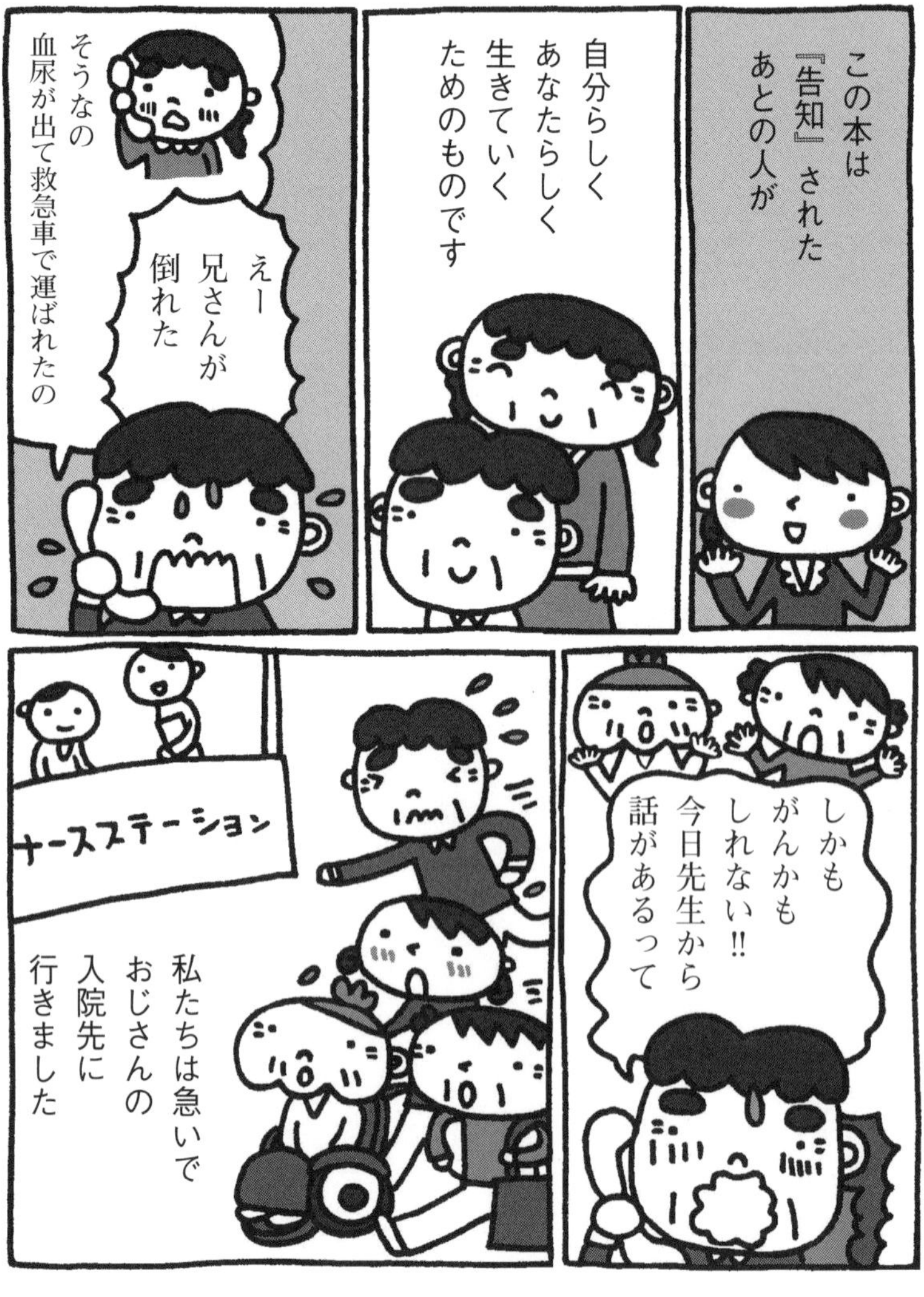
この本は『告知』されたあとの人が
自分らしくあなたらしく生きていくためのものです
えー兄さんが倒れた
そうなの血尿が出て救急車で運ばれたの
しかもがんかもしれない!!今日先生から話があるって
ナースステーション
私たちは急いでおじさんの入院先に行きました

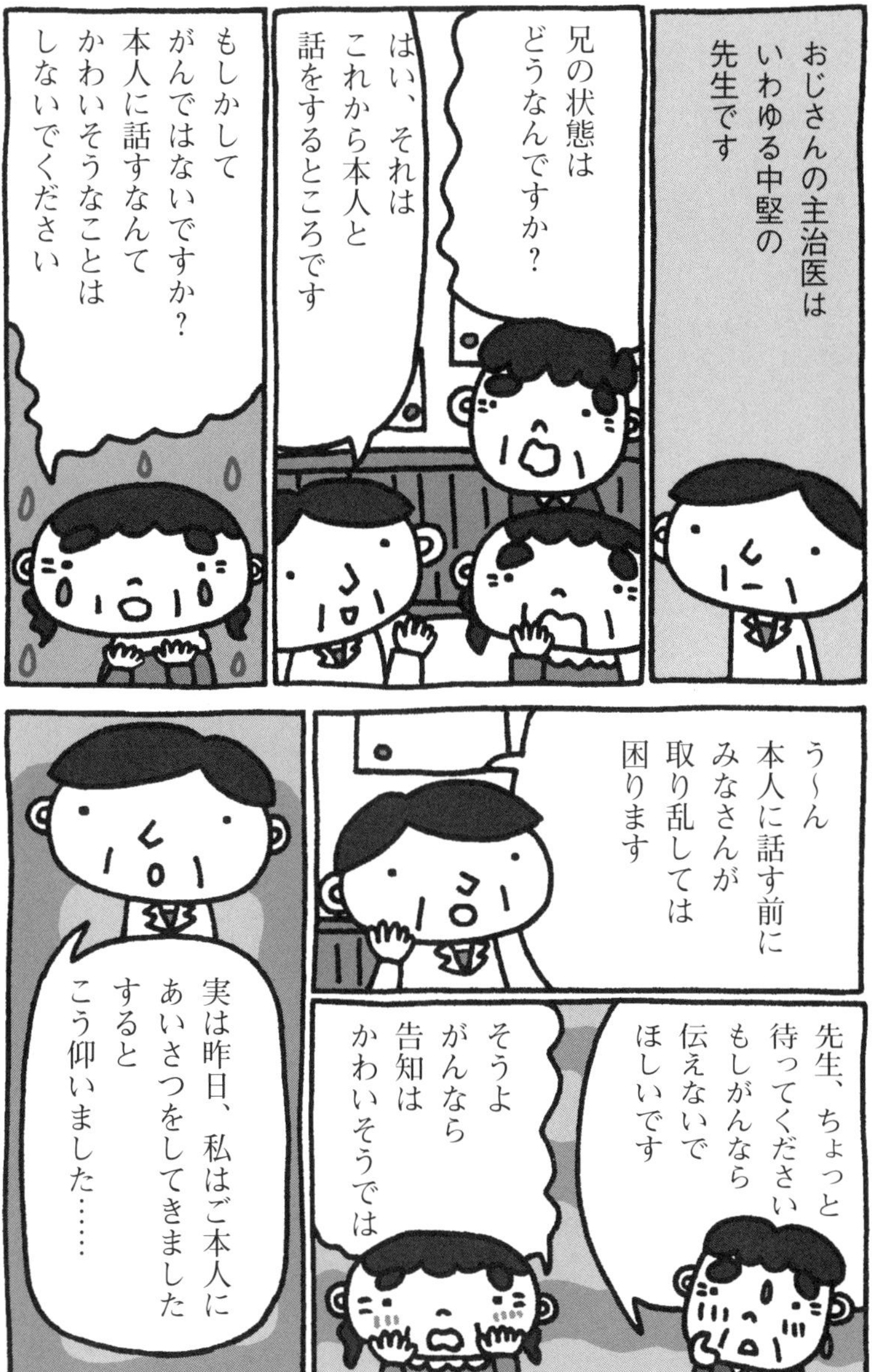
おじさんの主治医はいわゆる中堅の先生です
兄の状態はどうなんですか？
はい、それはこれから本人と話をするところです
もしかしてがんではないですか？本人に話すなんてかわいそうなことはしないでください
う〜ん本人に話す前にみなさんが取り乱しては困ります
先生、ちょっと待ってくださいもしがんなら伝えないでほしいです
そうよがんなら告知はかわいそうでは
実は昨日、私はご本人にあいさつをしてきましたするとこう仰いました……

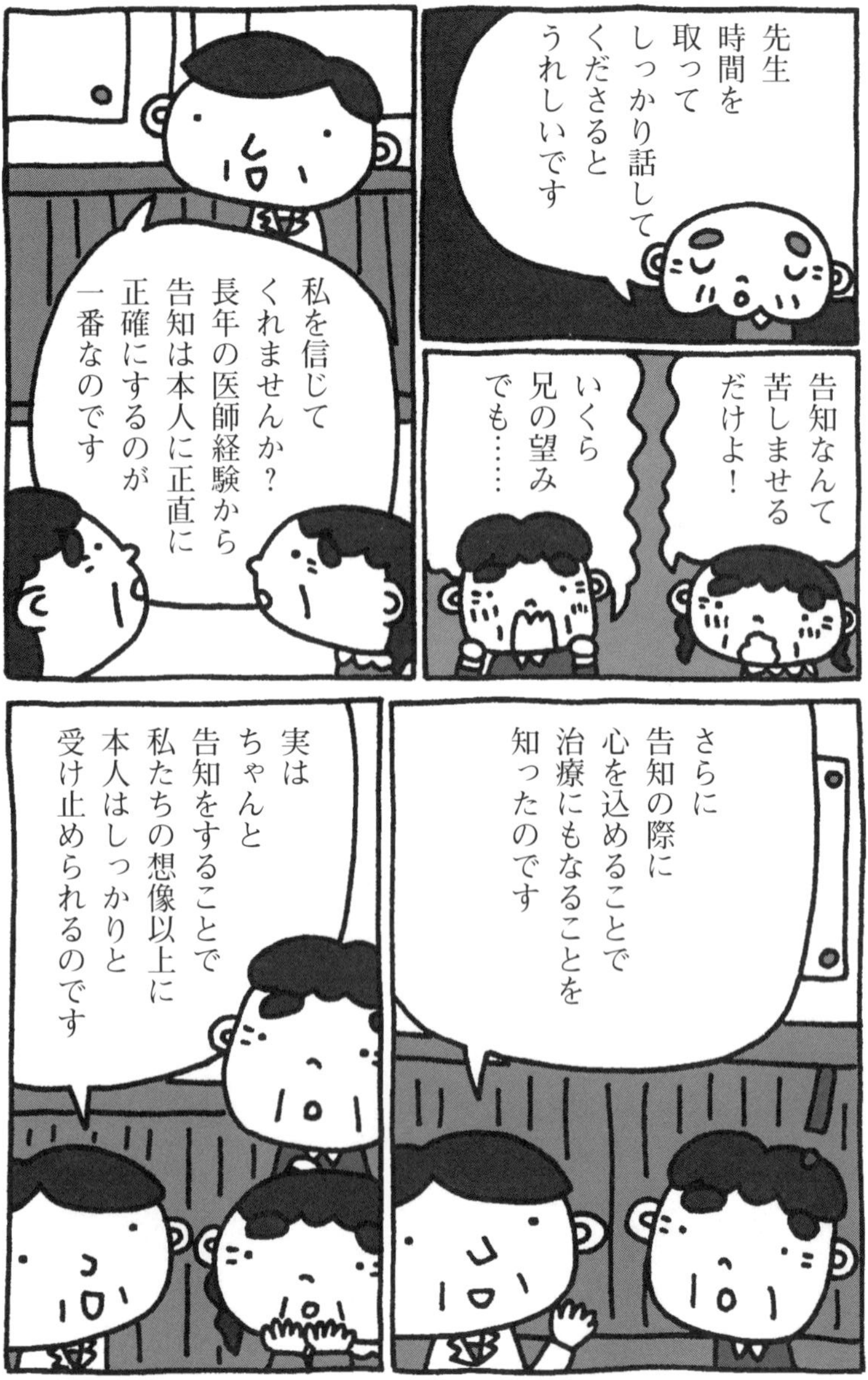
先生 時間を 取って しっかり話して くださると うれしいです

告知なんて 苦しませる だけよ！
いくら 兄の望み でも……

私を信じて くれませんか？ 長年の医師経験から 告知は本人に正直に 正確にするのが 一番なのです

さらに 告知の際に 心を込めることで 治療にもなることを 知ったのです
実は ちゃんと 告知をすることで 私たちの想像以上に 本人はしっかりと 受け止められるのです

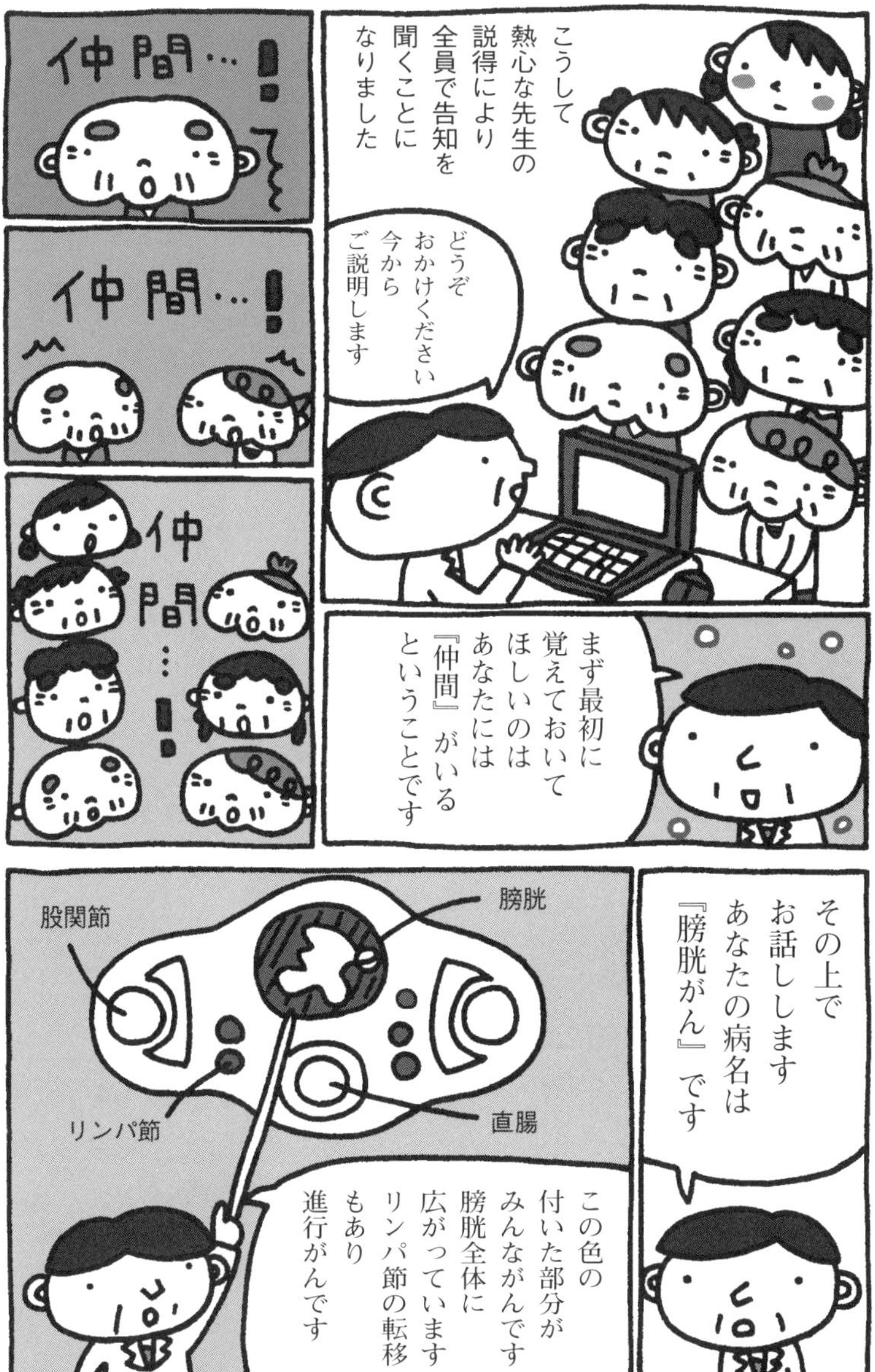
こうして熱心な先生の説得により全員で告知を聞くことになりました
どうぞおかけください今から ご説明します
まず最初に覚えておいてほしいのはあなたには『仲間』がいるということです
仲間…!
仲間…!
仲間…!
その上でお話しします あなたの病名は『膀胱がん』です
膀胱
股関節
リンパ節
直腸
この色の付いた部分がみんながんです 膀胱全体に広がっています リンパ節の転移もあり 進行がんです

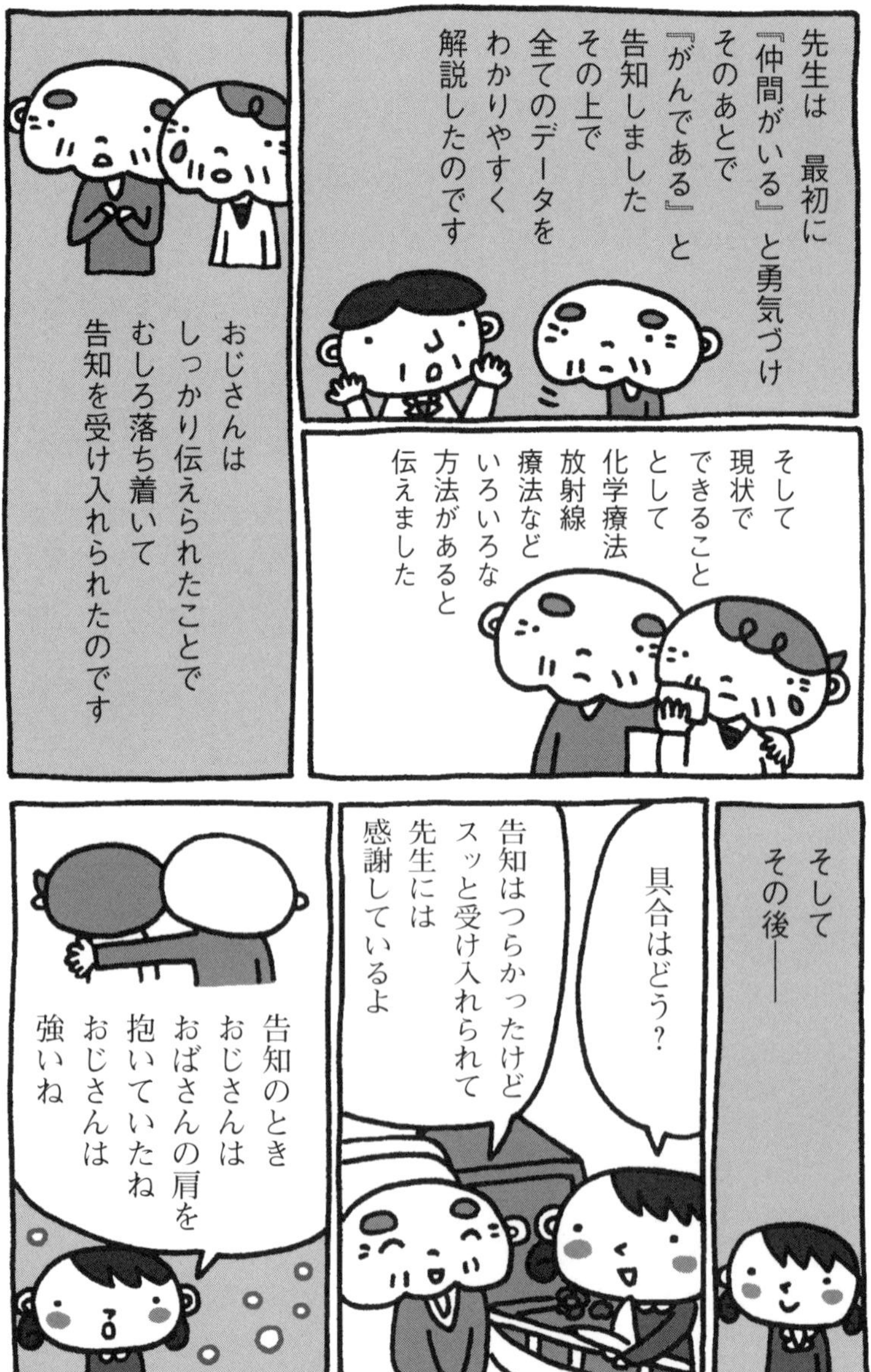
先生は　最初に『仲間がいる』と勇気づけ　そのあとで『がんである』と告知しました　その上で全てのデータをわかりやすく解説したのです
そして現状でできることとして化学療法　放射線療法などいろいろな方法があると伝えました
おじさんはしっかり伝えられたことでむしろ落ち着いて告知を受け入れられたのです
そしてその後——
具合はどう？
告知はつらかったけどスッと受け入れられて先生には感謝しているよ
告知のときおじさんはおばさんの肩を抱いていたねおじさんは強いね

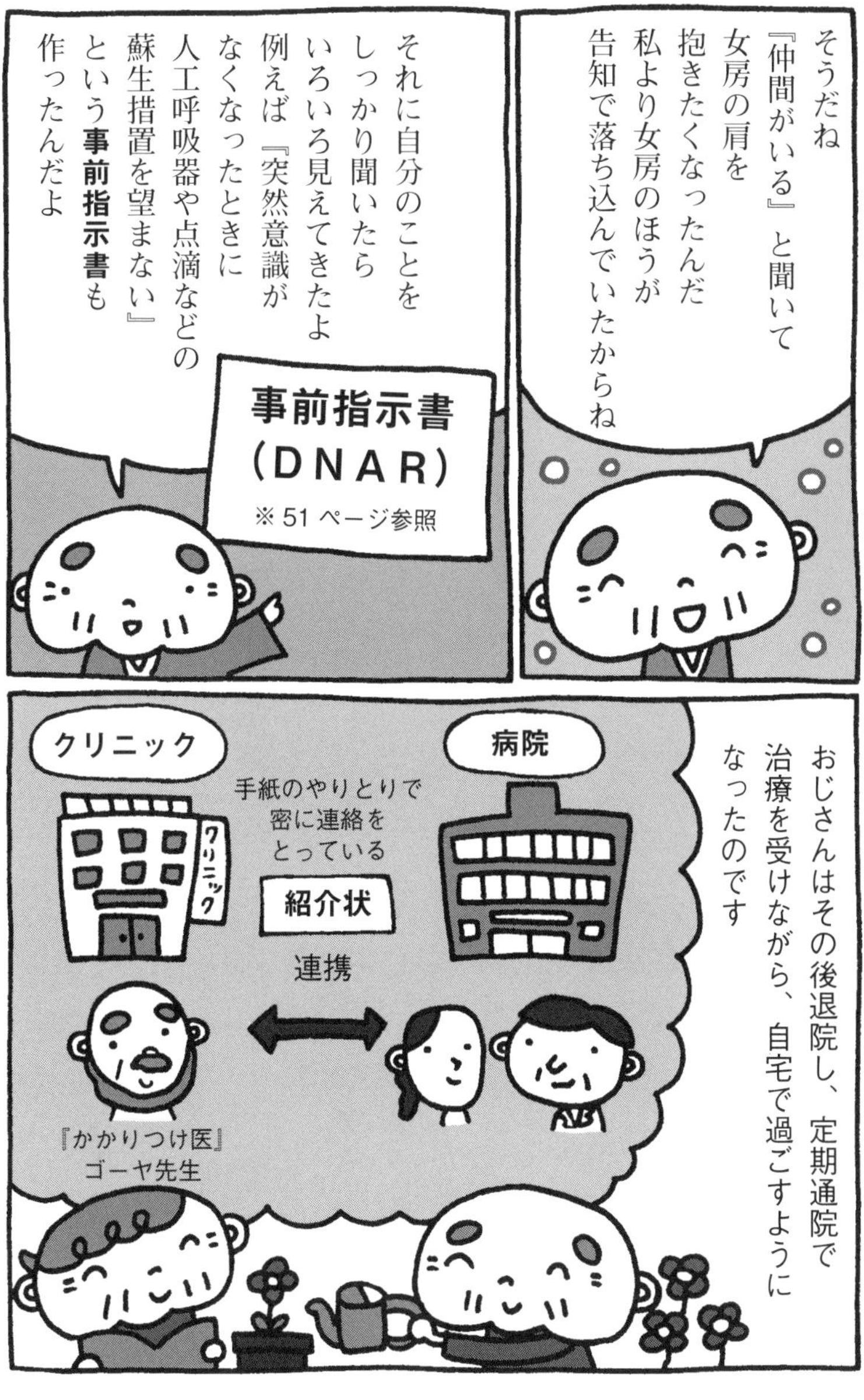
そうだね
『仲間がいる』と聞いて
女房の肩を
抱きたくなったんだ
私より女房のほうが
告知で落ち込んでいたからね
それに自分のことを
しっかり聞いたら
いろいろ見えてきたよ
例えば『突然意識が
なくなったときに
人工呼吸器や点滴などの
蘇生措置を望まない』
という**事前指示書**も
作ったんだよ
事前指示書
（DNAR）
※51ページ参照
おじさんはその後退院し、定期通院で
治療を受けながら、自宅で過ごすように
なったのです
病院
クリニック
クリニック
手紙のやりとりで
密に連絡を
とっている
紹介状
連携
『かかりつけ医』
ゴーヤ先生

告知はもはや「告げる、告げない」という段階ではありません

　このマンガは実話を元にしており、描かれている医師は私自身です。告知をしていて思うのですが、情報をひとつひとつ丁寧に説明すれば、ほとんどの患者さんは、落ち着いて受け入れることができるのです。主人公の患者さんも、告知をされたときじっと私の目を見て話を聞き、丁寧に説明したことを誠実に受け、そして同席した奥さんを励ましていました。告知された本人が、同席する家族を励ましているのです。

　このような告知は、年々増えてきました。以前は、本人への告知はタブーでしたが、社会の変化により「**情報は本人のもの**」という考えが浸透したからだろうと思います。

　それまでの日本では、病名や病状を最初に告げられるのは、その患者さんの奥さんや息子さんといった家族でした。ところが、1999年の診療報酬改定に伴って、医師から患者さん本人に説明がされるようになりました。さらに、2000年に厚生省（現在の厚生労働省）から「21世紀における国民健康づくり運動（健康日本21）」がうちだされ、国民一人一人が自己選択・自己決定をしながら、自分の健康に責任をもつことが求められるようになりました。翌2001年から2002年にかけて「告知」自体が社会問題になり、

この時期の新聞の投稿には告知に関する記事が急増しました。告知をするうえで、される側への十分な配慮などの重要性が明らかになってきたのです。

現在、**国立がんセンターのがん告知マニュアル**（http://ganjoho.ncc.go.jp/professional/communication/communication01.html）では、以下のように明記されています。


がん告知に関して、現在は、特にがん専門病院では『告げるか、告げないか』という議論をする段階ではもはやなく、『如何に事実を伝え、その後どのように患者に対応し援助していくか』という告知の質を考えていく時期にきているといえる

そこにはもう一つ、「**家族へは先に知らせない**」ことも明記しています。つまり、告知は直接患者さん本人に伝えられるのです。そして、医師が患者さんに『告知後、どうやって過ごしたらいいか？』『どんなことがしてみたいか？』といったことを尋ね、医療側で協力できることがあるかを医師と患者さんが相談して決めていくのです。このような取り組みは、今後全国に広がると推測しています。

告知とは、「**今後、あなたがあなたらしく生きるために話し合うこと**」なのです。ですから、必要以上に恐れることはありません。あなたは、医師にあなたの生き方を十分に話して、その上でこれからの治療を決めることができるのです。

告知はあなたらしく生きるためのもの

繰り返しますが、あくまでも『**告知は、あなたらしく生きるためのもの**』です。〝人生の最期〟をどのように過ごすのかは、患者さん自身の自由なのです。

例えば、「つらい抗がん剤をしなければいけない」という決まりはありません。しかし、抗がん剤をすることで、家族とともに過ごせる時間をもっと長くできるかもしれません。医師はあなたにその選択肢を与えますが、決めるのは患者さん自身なのです。

残された時間をどのように使うのかも、患者さん自身の自由です。仕事を続けるのかやめるのか、財産をどう使うのか、それとも遺すのか、自分の葬儀をどのようにしてもらうのか言い残すこともできます。また、自分がいなくなっても家族が安心できるように、あらかじめ準備しておくこともできます。もちろん、自分がいままでしてきたことを続けることもできます。告知とは、医師や家族が、そういった活動をしていくあなたをサポートするはじまりなのです。

告知の際に「余命」を伝えられることがありますが、この余命半年とか余命1年とかいう数値は、あくまで医師が統計上のデータを言っているだけです。過去のデータ通りになるかどうかは、医師もわかりません。そういった事情もあり、余命には言及しない医師もいます。ここで大切なのは、「**余命にこだわりすぎて何もできないと思うことはない**」ということです。

告知を受ける際、患者さんが覚えておきたい4つのことがあります。それは、「**真実を知る権利があること**」「**治療に向き合うこと**」「**財産や仕事の整理をすること**」「**より豊かに人間らしく生きることを確認すること**」です。そのうち、特に「真実を知る権利」については基本的人権の自由権のひとつでもあり、患者さんは知りたいと思うことを医療側に聞くことができます。

しかし、すべてを知るのは、あなたにとってつらいことかもしれません。また、あなたの大切な人がつらい真実をすべて知らされるのは、その人にとって負担が大きいと思うかもしれません。でも、情報を丁寧に説明してもらうことほど、気持ちが落ち着くものはないのです。私も多くの患者さんに告知しますが、みなさん落ち着かれているのにいつも驚きます。つまり、みなさんは、真実を受け入れることができるのです。

告知を受けるときのコツ①

告知は最適な環境で

告知の際には、医療側、患者さん側それぞれに最適な環境を用意する必要があります。まず大前提なのが、直接面談にて行うことです。**電話のみで告知した場合、55%もの患者さんが人生に否定的な考え方をした**という論文もあるほどです。

次に、医療側は、落ち着いた場所で、プライベートを重視しながら行います。

患者さん側にも、できることがあります。以下の例を参考にしてください。

①一緒に話を聞いてほしい家族に同席してもらうこと。
②自分自身の生き方を書面などまとめておき、今後どうするか考えてみること。
③告知を受けたあとの考える時間を作っておくこと。
④医師の告知を受けるにふさわしい時間を準備すること。

告知を受けるときのコツ②

これまでの検査結果をまとめておこう

医師の告知を受ける場合、唐突に求められるケースは少ないでしょう。多くは、何かの兆候があって、精密検査を受けたあと、説明をしたいと求められるものです。

例えば、膀胱がんの場合は、まず肉眼的血尿が出ます。仮にその血尿を放置したまま半年も経過すると、血尿が頻回になります。病院を受診すると、医師は、尿検査、尿細胞診、超音波、膀胱ファイバースコープ、ＣＴ検査が必要だと説明をするでしょう。そして、それぞれの検査のたびに、いくつかの可能性として膀胱がんや尿管がんや腎臓がんや尿路結石などをあげるでしょう。

このような場合、それぞれの検査がどんな結果であったか医師に聞いてきたことをまとめておくと、告知を理解する上で参考になります。

また、インターネットにて国立がんセンターが提供しているような情報（http://ganjoho.ncc.go.jp/public/index.html）に目を通しておくと、さらに理解を深めることができます。

医師に質問しましょう

医師に質問することで、どんな対策をするといいかわかることも多いと思います。

例をあげてみましょう。膀胱がんで、発見時すでに肺転移していたとします。この場合、以下のようなことが質問できれば、かなりの情報を得られるでしょう。

①膀胱がんとはどのような病気か？
②肺転移は、いくつあるのか？
③他の転移はないか？
④抗がん剤治療はどのようなもので、生存率が何パーセントあがるのか？
⑤抗がん剤治療を中止し在宅医療に変更する場合、主治医は協力できるのか？
⑥在宅で過ごしたいが、自分の家のそばに在宅ケア専門の医師はいるか？
⑦元気で普通の生活ができるのは、どの程度の期間か？

告知を受けるときのコツ④

医師と情報を共有しましょう

医師が持つ情報を共有することは大変重要で、告知を受けた人が最初にするべき仕事のように思います。

例えば、あなたが告知後入院せず在宅でずっと過ごしたいと思うなら、往診にいく医師や看護師が必要です。その場合、あなたはその意志を告知する医師に伝え、評判のよい在宅診療専門医師を探してもらうよう頼むことができるのです。その際、いままでの検査の結果、そして今後予想される病気の進行などの情報を医師から聞いておく必要があります。

一人暮らしで全身マヒがあり、胃ろうをつけ、膀胱ろうを入れたまま、人工呼吸器のまま生活している人もいます。２００９年に仙台で行われた読売新聞医療ルネッサンスで、医師の川島孝一郎さんは、『医療・福祉制度を駆使することで、ＱＯＬを保ちながらきちんと生活できる』と述べています。また、『例えば身体障害者自立支援法などを使うと、月火水木金土日のほとんどをちゃんと介護するヘルパーさんが来てくれるんです』とも。

こうした**当たり前の法律の知識があれば、当たり前にサービスを受けることができる**のです。

悲しむ家族へのサポート

告知を受けることは、往々にして家族に対して**予期的悲嘆**（大切な人の死を予期した時に嘆き悲しむ反応）を起こします。これは、普通のことなのです。多くの家族は、十分に予期的悲嘆を表現することで、死別後の悲嘆過程を順調に進めていきます。それが十分に表現できなかった場合、死別後に病的な悲嘆反応を起こし、普段の生活に戻れなくなる場合があります。

このため、医療側は、家族が十分に表現できるようにサポートします。死の過程の説明を繰り返すことで、家族にその過程を順調に踏んでいただき、**死後に普段に戻れるようにしていくことこそ看取り**と思います。実は、この本を書いた真の目的はここで、本の内容を家族に知らせることで、あなたの死を理解してもらうことが大切だと思うのです。

家族への配慮は、告知された方が自らすることが多くなってきました。マンガの主人公も、自分が告知されているのに、奥さんをいたわるような姿勢を見せています。

もし家庭に幼い子供がいれば、その配慮も必要です。死を理解できない幼い子供たちにとって、あなたの死が『悪い思い出』にならないようにするのが大切です。

告知を受けるときのコツ⑥

映画『おくりびと』に見る日本人の死生観

２００８年に本木雅弘さん主演の映画『**おくりびと**』（監督：滝田洋二郎）が公開されたことで、日本人の死生観が世界から注目されるようになりました。「アカデミー賞外国語映画賞」「日本アカデミー賞最優秀作品賞」を受賞したことでご存じの方も多いと思います。

この映画は、死者を棺に納めるために必要な作業を全般的に行う職業〝納棺師〟の物語です。主人公は、偶然この職業に就くのですが、途中で退職したくなり、社長に会いにきます。ここで、社長役の山崎努さんは、お茶を飲みながらこんな話をします。

『**女房だ**（写真を指さす）。**９年前にな、死なれちまった**』

『**夫婦ってのは、いずれ死にわかれるんだ。先立たれるとつらい。きれいにして送り出した。おれの**（納棺師としての仕事の）**第一号だ**（写真をみつめる）。**それ以来、この仕事をしている**（お茶を飲む）』

この話を聞いて、主人公は退職を思いとどまり、再び納棺師としての仕事にやりがいを見いだしていくのです。

病院、施設などで死後、化粧をしたり、綿をつめたりといった処置を**エンジェルメーク**といい、主に看護師がその作業をしてきました。

しかし最近は、このエンジェルメークを必要最低限にして、目を閉じる程度にする施設が増えました。これは、その人なりのままで、家族に渡すためです。

送り出しのときに、家族でどんな衣装やメークにするかは自由です。遺言があればそれに従うのもいいでしょう。なければ、遺族が一番いいと思う形でやればいいと思います。

「**最高の形で送り出してあげたい**」――その気持ちがあれば十分なのです。

例えば、死の直前にどんな衣装を着て旅立つか夫婦で話し合ったという患者さんは、一番お気に入りの釣りの格好をしたとのことです。

2章

「告知」を受けたあと

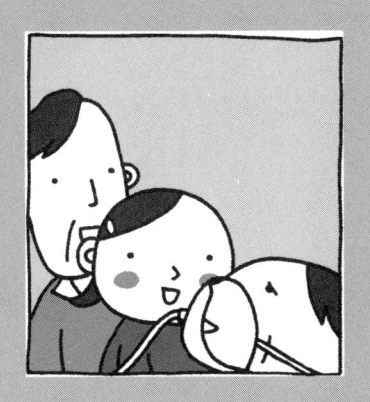

「心の伝わる旅立ち」

作：奥井　識仁
画：しんざきゆき

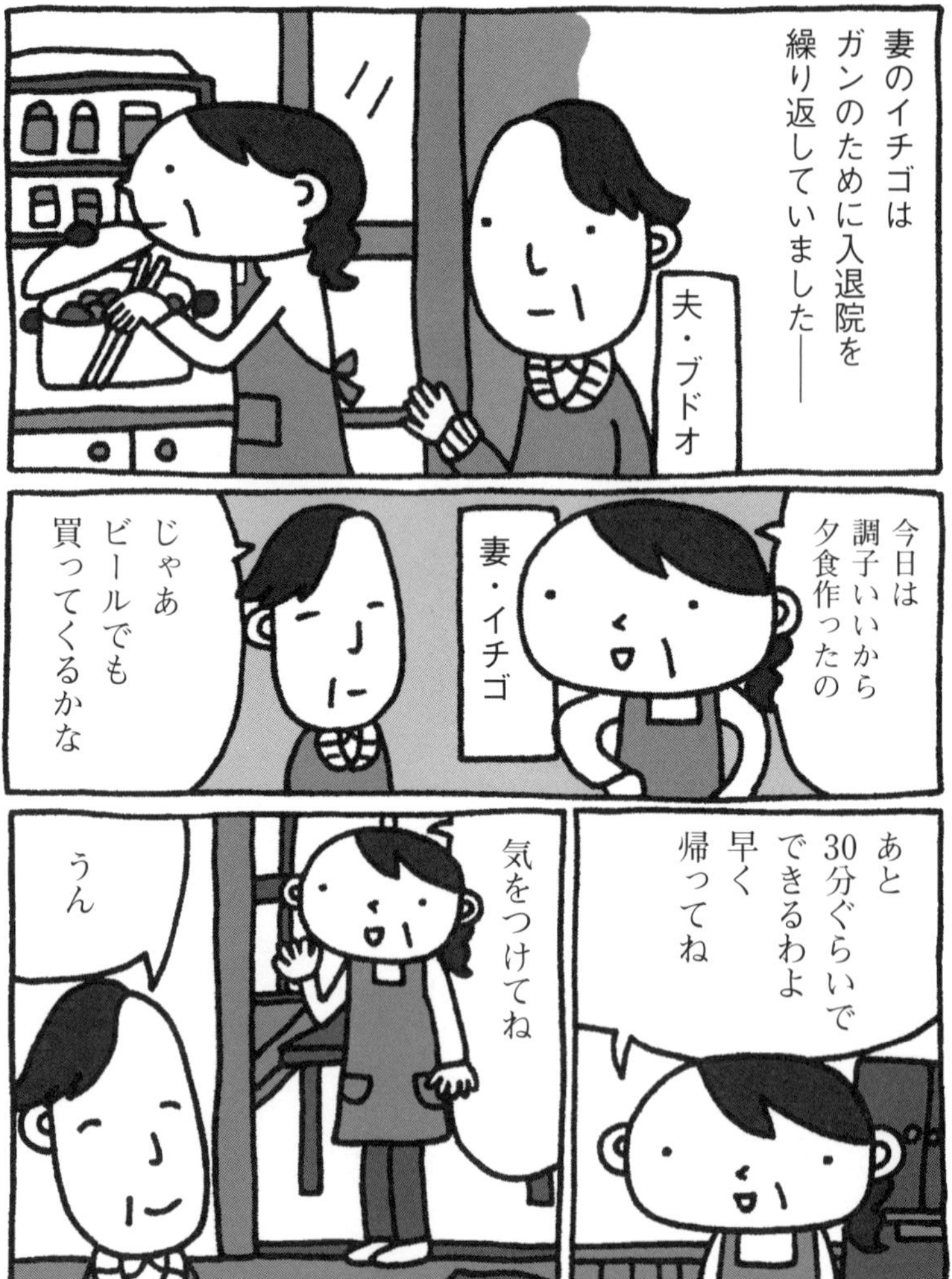
妻のイチゴはガンのために入退院を繰り返していました――
夫・ブドオ
今日は調子いいから夕食作ったの
妻・イチゴ
じゃあビールでも買ってくるかな
あと30分ぐらいでできるわよ早く帰ってね
気をつけてね
うん

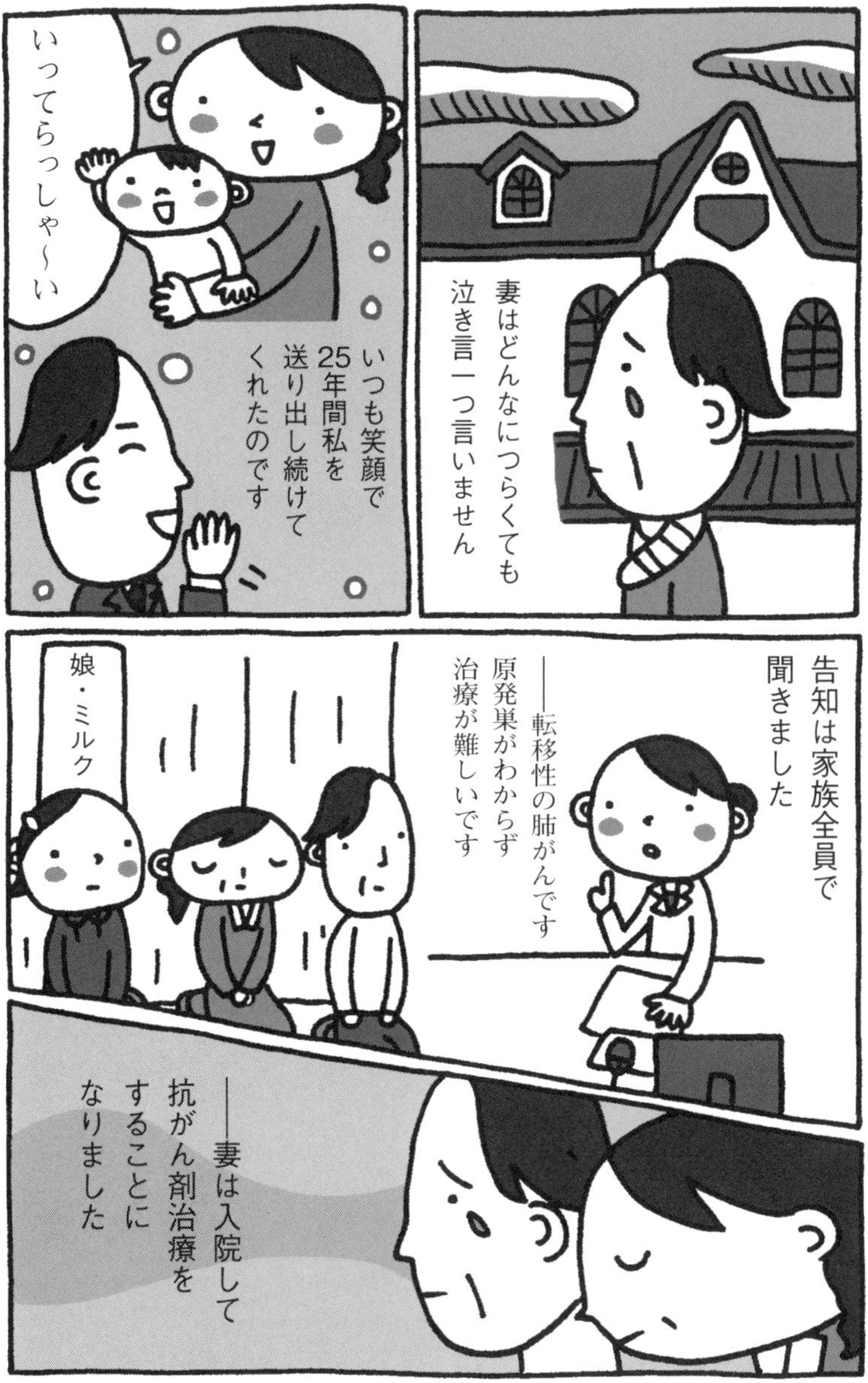
妻はどんなにつらくても
泣き言一つ言いません
いってらっしゃ〜い
いつも笑顔で
25年間私を
送り出し続けて
くれたのです
告知は家族全員で
聞きました
――転移性の肺がんです
原発巣がわからず
治療が難しいです
娘・ミルク
――妻は入院して
抗がん剤治療を
することに
なりました

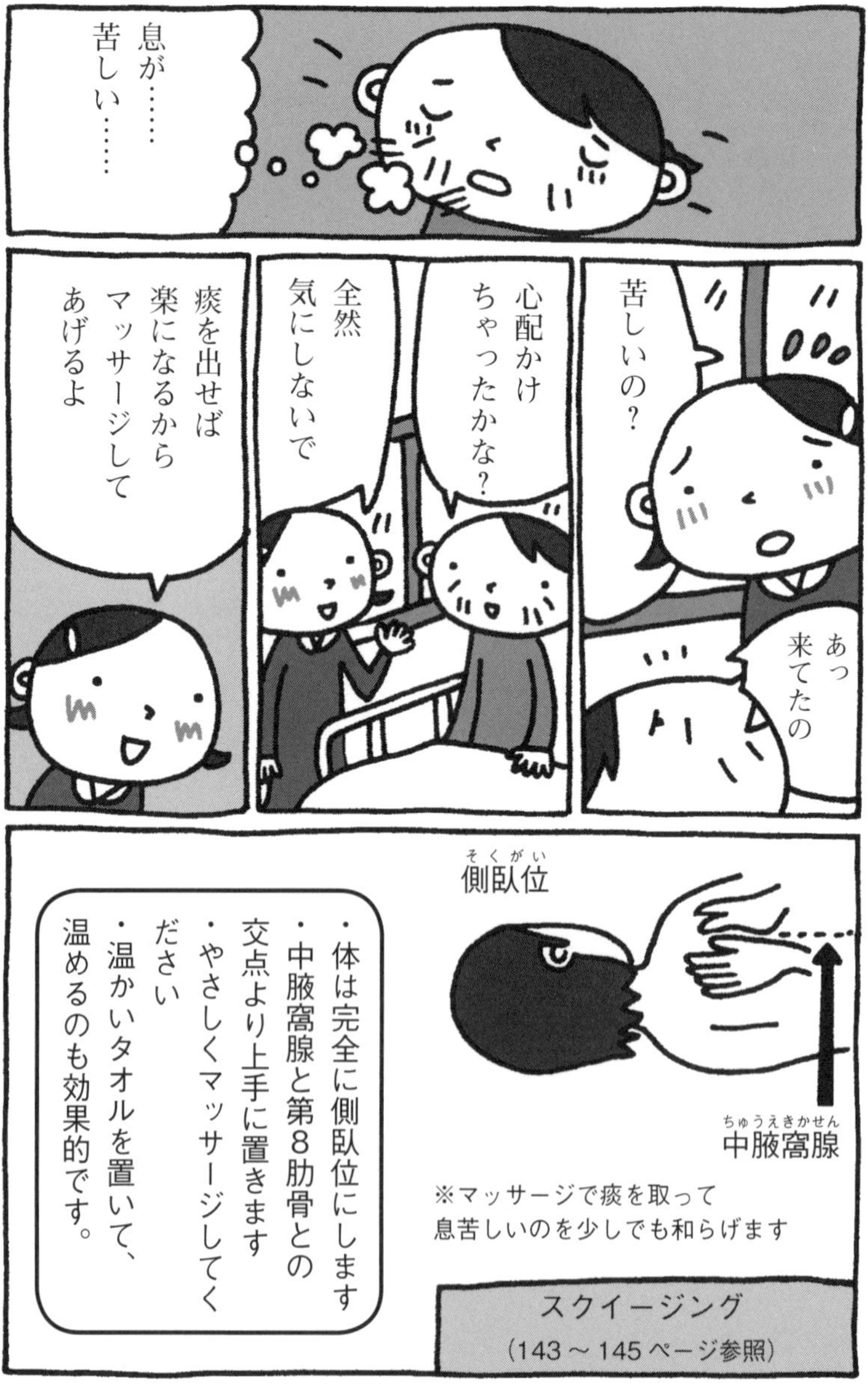
息が……苦しい……
苦しいの？
あっ来てたの
心配かけちゃったかな？
全然気にしないで
痰を出せば楽になるからマッサージしてあげるよ
側臥位《そくがい》
中腋窩腺《ちゅうえきかせん》
※マッサージで痰を取って
息苦しいのを少しでも和らげます
・体は完全に側臥位にします
・中腋窩腺と第8肋骨との交点より上手に置きます
・やさしくマッサージしてください
・温かいタオルを置いて、温めるのも効果的です。
スクイージング
（143～145ページ参照）

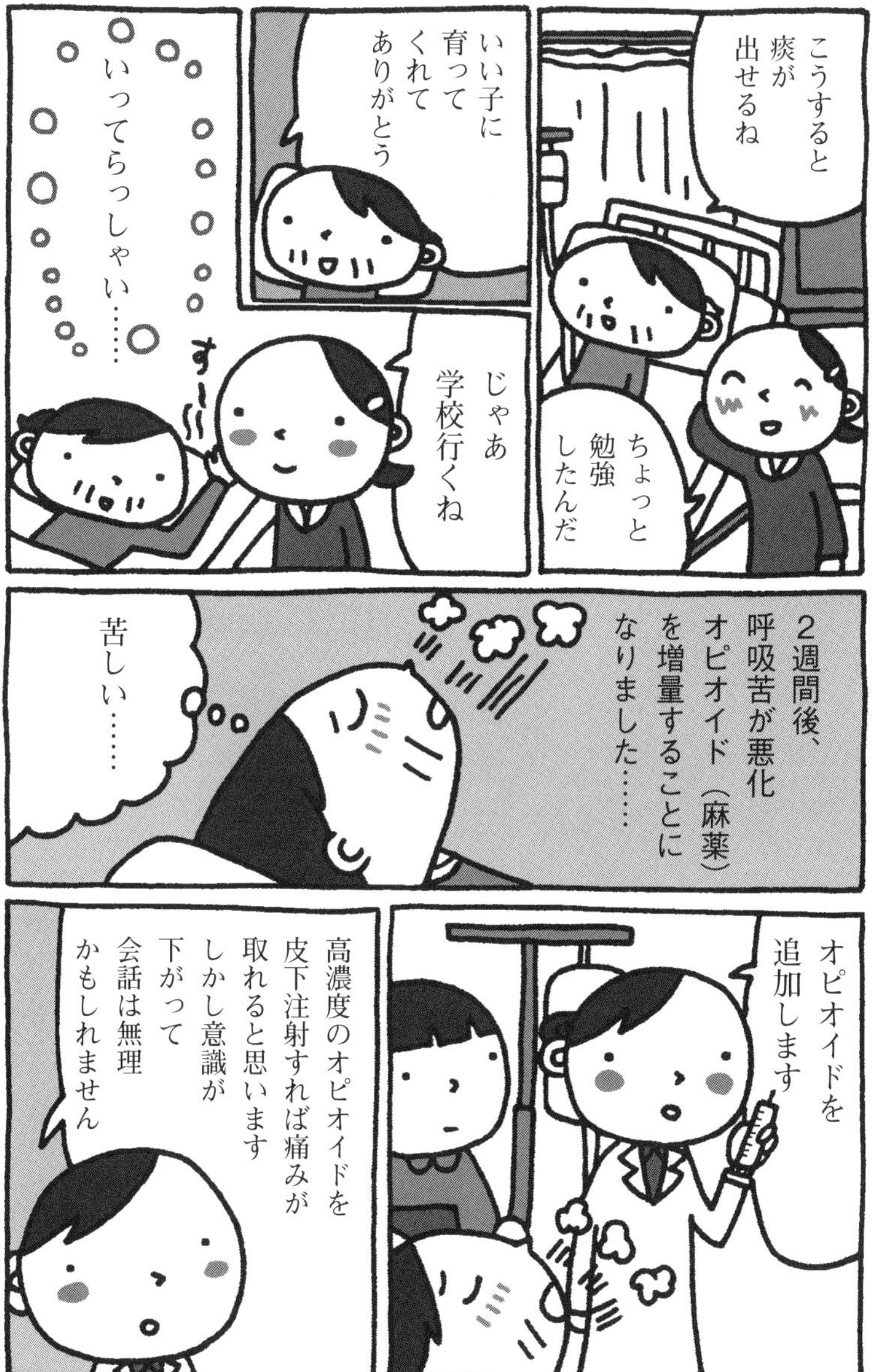
こうすると痰が出せるね
ちょっと勉強したんだ
いい子に育ってくれてありがとう
じゃあ学校行くね
すー
いってらっしゃい……
2週間後、呼吸苦が悪化
オピオイド（麻薬）を増量することになりました……
苦しい……
オピオイドを追加します
高濃度のオピオイドを皮下注射すれば痛みが取れると思います
しかし意識が下がって会話は無理かもしれません

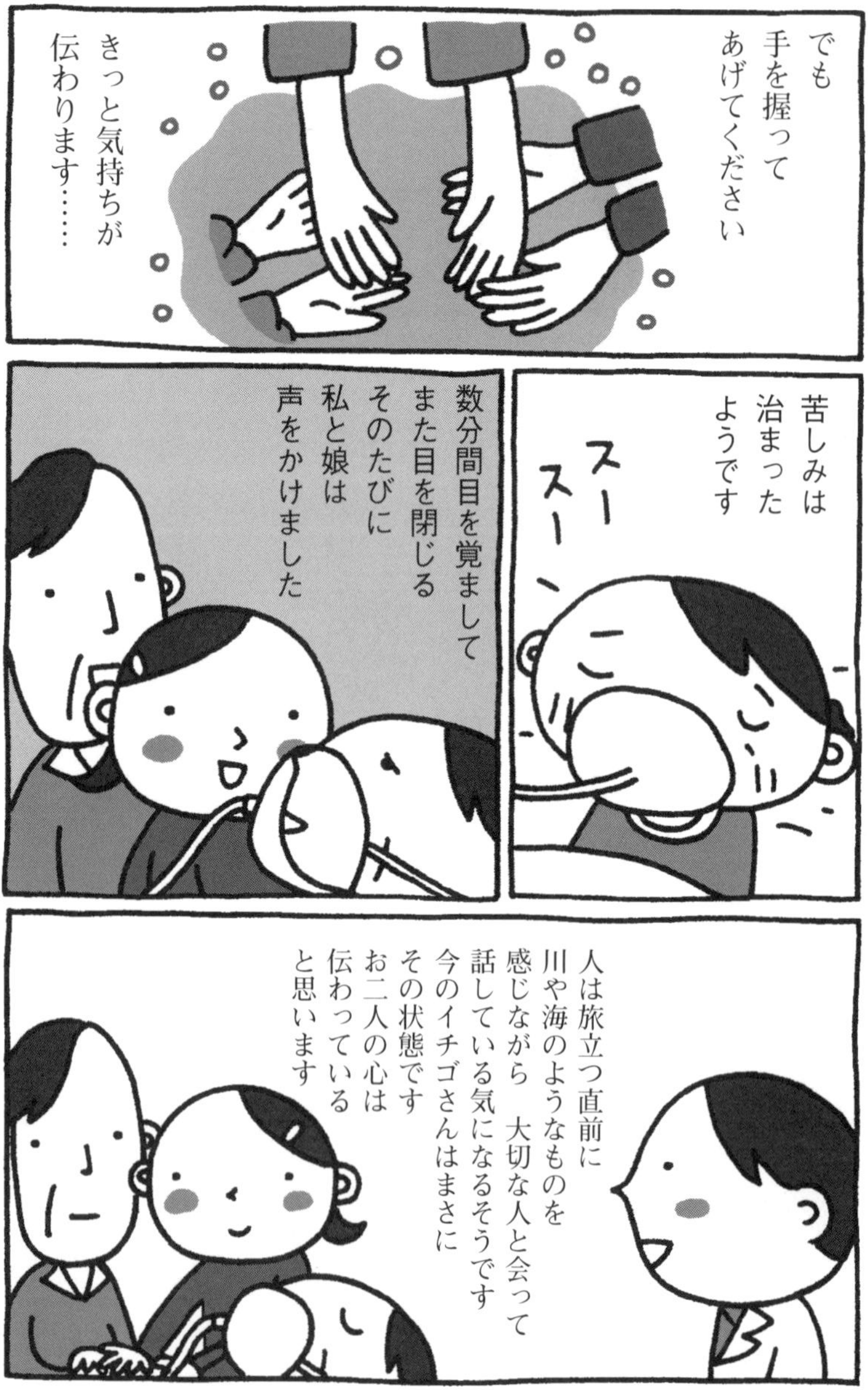
でも手を握ってあげてください
きっと気持ちが伝わります……
苦しみは治まったようです
スースー
数分間目を覚ましてまた目を閉じるそのたびに私と娘は声をかけました
人は旅立つ直前に川や海のようなものを感じながら　大切な人と会って話している気になるそうです今のイチゴさんはまさにその状態ですお二人の心は伝わっていると思います

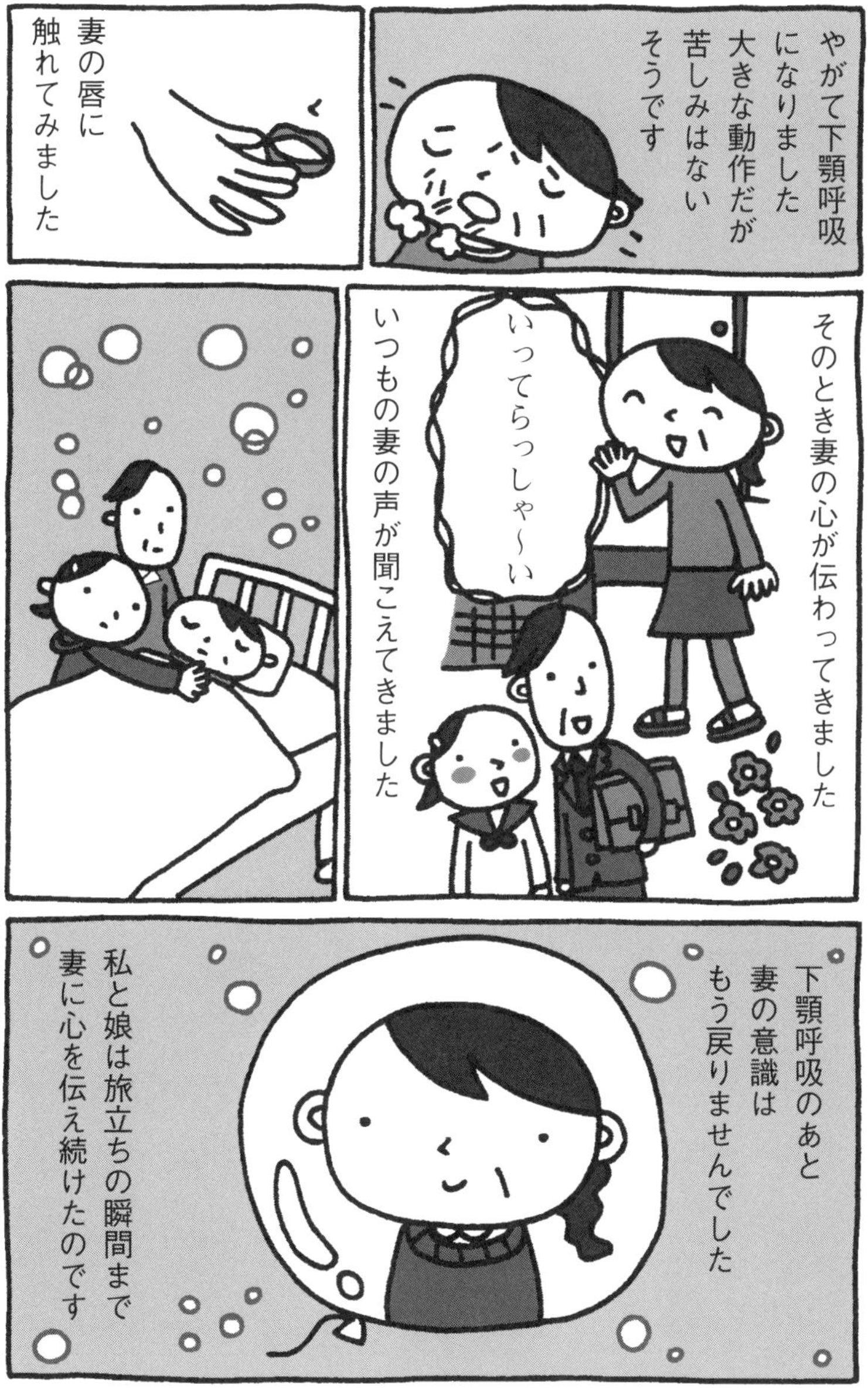
やがて下顎呼吸
になりました
大きな動作だが
苦しみはない
そうです
妻の唇に
触れてみました
そのとき妻の心が伝わってきました
いってらっしゃ〜い
いつもの妻の声が聞こえてきました
下顎呼吸のあと
妻の意識は
もう戻りませんでした
私と娘は旅立ちの瞬間まで
妻に心を伝え続けたのです

告知後の気持ちの整理の仕方

告知後、頭の中が混乱して気持ちの整理が付かないこともあるかと思います。そんな中、決して忘れて欲しくないのは、あくまでも**自己決定権はあなた自身にある**ということです。

医師は、いくつかの提案をし、それぞれの良い点と悪い点を説明します。その中から自分らしい選択を選んでいくのは、あなた自身です。自分らしい選択をするために、気持ちを整理するポイントを以下列挙します。

①病気により現在の身体がどのように変化していくかを把握すること
②抗がん剤などの治療が、どの程度の期間の入院生活を必要とするか知ること
③痛みなどの症状を緩和する緩和ケアの方法を知ること
④延命措置をやめることなどの希望ができることと、その書類の作成の仕方
⑤在宅ケアを中心に勧めるか、ホスピスへの入所を希望するか
⑥残していく家族に対するケア（精神的・経済的）をたてること
⑦治療において、さまざまな法律を活用することができること

家族が告知されたときのケアの仕方

告知後、あなたの心や体にはどんな変化が起こるのでしょうか?

告知を受けると、まず1週間未満の期間に起こる初期反応として、『疑念』『否認』『絶望』を感じます。次に、1~2週間の間、精神不安定の時期を過ごします。この時期は、『不安』『抑うつ』『不眠』『精神力低下』などを起こします。それを経て、多くの方はこれらを正常反応として『適応』していこうとしますが、まれに適応障害のある方もいます。このような心理的、社会的な変化を研究する分野を、〝**サイコオンコロジー**〟といいます。

ここで知っておいてほしいのは、日本人は、受け入れる力のある民族なのです。受けた検査の内容、今後の進展、身体の症状の理由、そのような情報をわかりやすい言葉で伝えていくと、伝える側が心配した以上にしっかりと聞き、理解しようとします。この理解を支えるのは、**家族による積極的傾聴**です。話ができる場所、時間を作り、聞くことが、もっとも大きな効果をもたらします。

キューブラー・ロスの『死の五段階』

女性精神科医の**エリザベス・キューブラー・ロス博士**は、死に瀕した200人を超える人に傾聴して、〝**死の五段階**〟というものがあることを著書『死ぬ瞬間』で発表しました。しかしこれは、あくまで個人による統計であり、全員に当てはまるとは限りません。

第一段階：否認＝否認は、まったく予期しない衝撃をやわらげる防衛機制の一種が出るという。やがて、おだやかな方法で自分を守るようになる。

第二段階：怒り＝なぜ自分なのだと感じる時期で、否認を維持することに無理があるので、怒りやねたみの感情がわき出てくる。

第三段階：取り引き＝取引の相手はほとんどが神で、よい行いをすれば報われて現状が変わるのではないかと思うようになる。

第四段階：抑うつ＝取引が実現不可能であると、逃げ場がないための抑うつがある。

第五段階：受容＝自分の死を受け入れ、長い旅路の前の最後の休息が来たような、ゆったりとした平穏である。

終末期（ターミナル期）の症状には波がある

患者さんの症状は時期によっても変わりますが、同じ時期でも体調がよかったり悪かったりすることがあります。

余命半年〜数ヶ月のいわゆるターミナル前期は、転移による疼痛といった症状の出現がありますが、通常**ADL（日常生活動作）**には影響しないことが多く、家族をつれて墓参りや旅行に行くことも可能です。

ただし、体調にはかなり波があり、食事をまるでとる気になれない全身倦怠感の日もあれば、普通のときのようにビールを飲むことができる日もあります。

この時期に注意したいのは、疼痛に驚いて受診し、医師も治療をコントロールしやすいので入院を勧めるケースです。しかしこの時期を入院で過ごしてしまうと、『以前のような状態になり退院すること』が目標になり、その結果退院しそびれ、ターミナル中期になってから慌てて『せめて外泊することが目標』になったというケースが多数ありました。

できるなら、この時期は在宅で過ごし、家族のイベントを作ることを心がけていただきたいと思います。

余命数週間〜数日のいわゆるターミナル後期になると、ＡＤＬはほとんどベッド上の生活になります。しかしこの時期でも、排泄に関しては自力でしたいと望まれる人が多いです。意識もまだらでときどき目をさます程度になっても、突然立ち上がり排尿に行きたがる人もいますし、実際に手伝ってトイレへ行くこともありました。

呼吸については、酸素を吸っていることが楽なケースと、酸素マスクそのものがつらい人もいます。

この時期の食事は、水分をとることも難しいとされますが、リンゴをステック状にしたものを舌にあてると、リンゴを食べたかのように楽しめます。また、オレンジジュースをしみこませたガーゼを唇にあてれば、飲んでいるような気持ちになることもできます。

このように、**症状に波があるのは当たり前**なのです。ですから、ターミナル後期だからといえ、寝たきりになり、おむつに排泄することがよいこととは限りません。波の調子にあわせて、したいことをしたいようにすることが大切です。

3章

自分らしい死を選択しよう

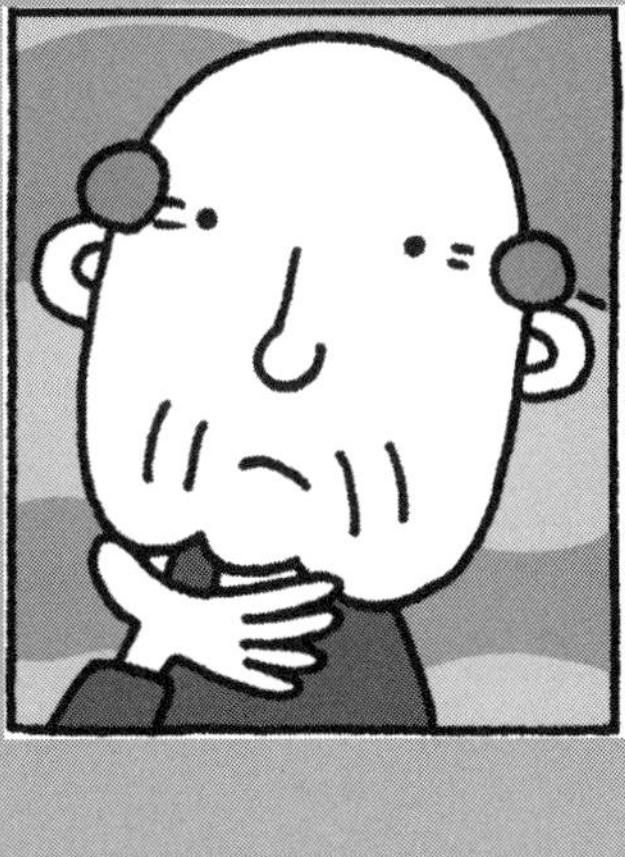

「忘れられない看取り」

作：奥井　識仁
画：しんざきゆき

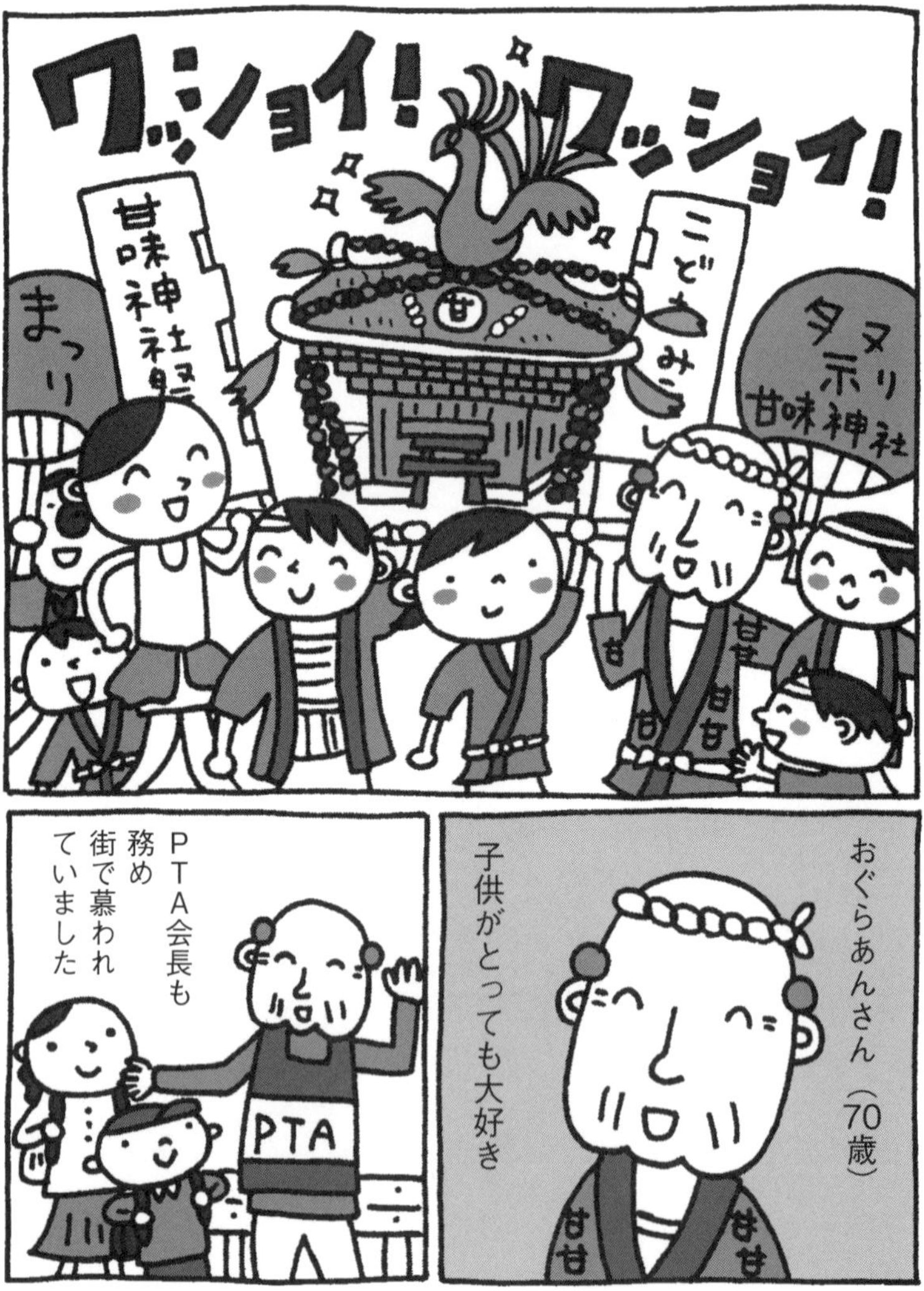
ワッショイ！ワッショイ！
甘味神社
まつり
甘味神社
甘
おぐらあんさん（70歳）
子供がとっても大好き
PTA会長も務め街で慕われていました
PTA

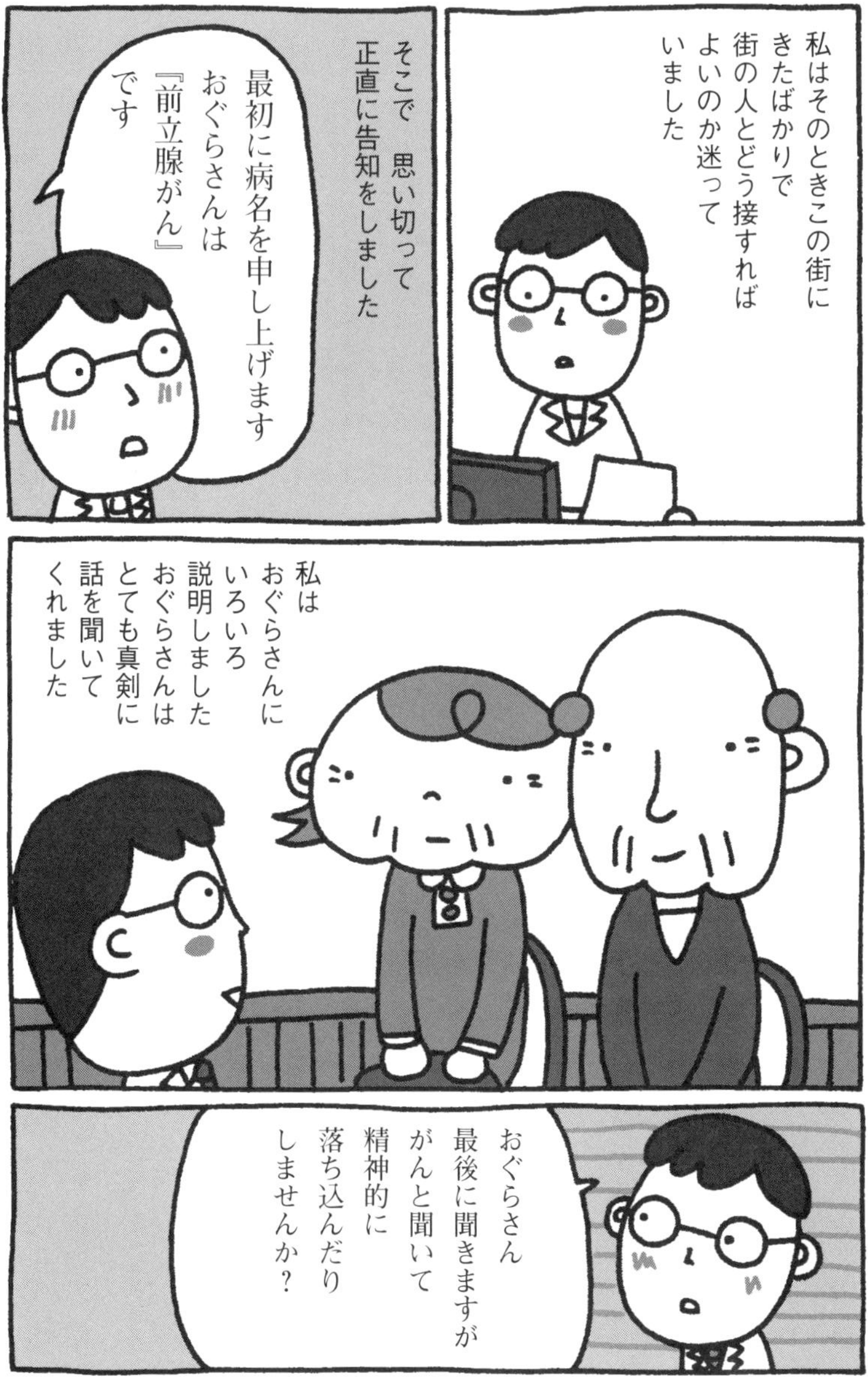
私はそのときこの街にきたばかりで街の人とどう接すればよいのか迷っていました
そこで 思い切って正直に告知をしました
最初に病名を申し上げます おぐらさんは『前立腺がん』です
私は おぐらさんに いろいろ説明しました おぐらさんは とても真剣に話を聞いてくれました
おぐらさん 最後に聞きますが がんと聞いて 精神的に 落ち込んだりしませんか？

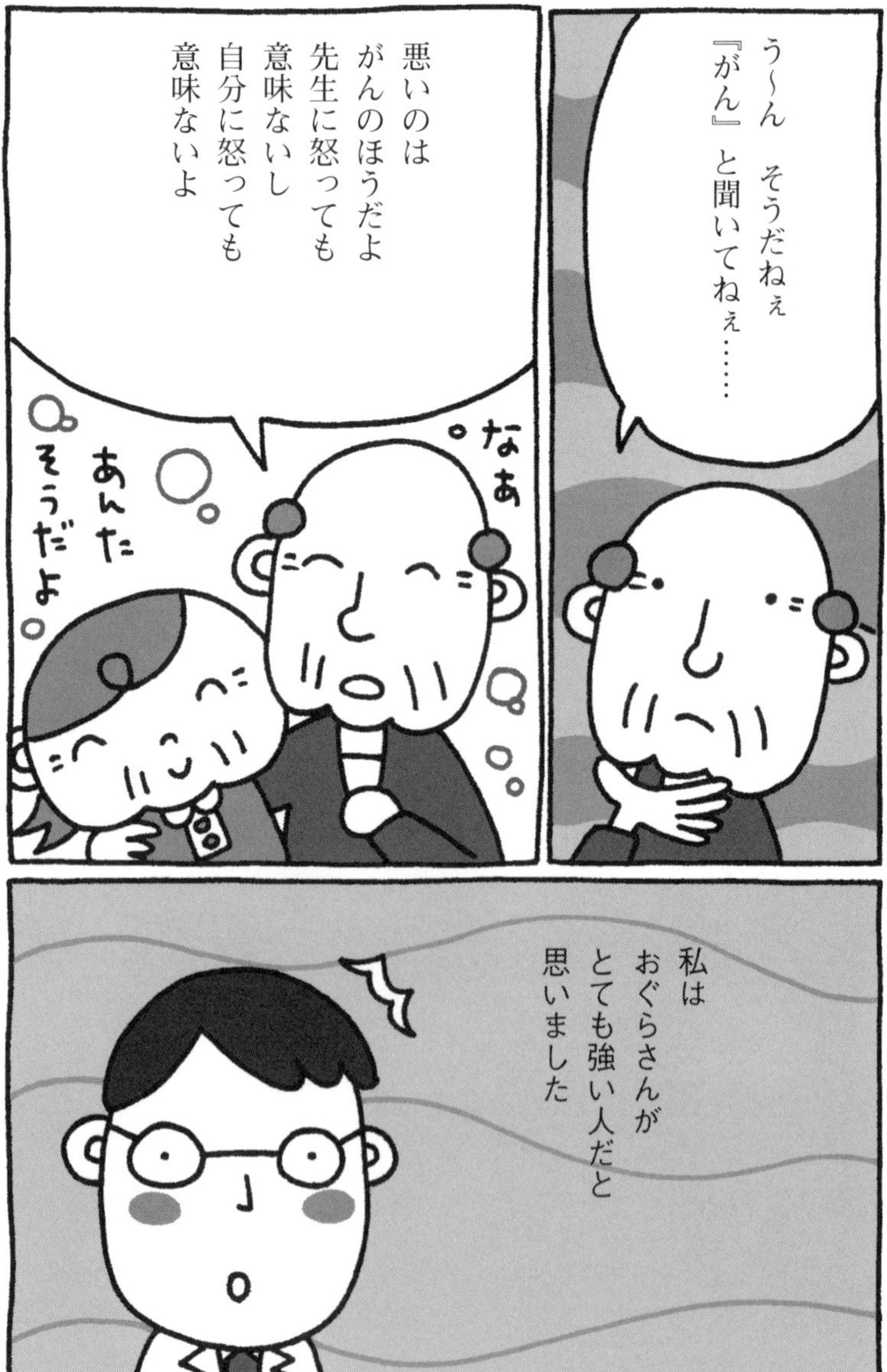
う〜ん　そうだねぇ
『がん』と聞いてねぇ……
悪いのは
がんのほうだよ
先生に怒っても
意味ないし
自分に怒っても
意味ないよ
なあ
あんた
そうだよ
私は
おぐらさんが
とても強い人だと
思いました

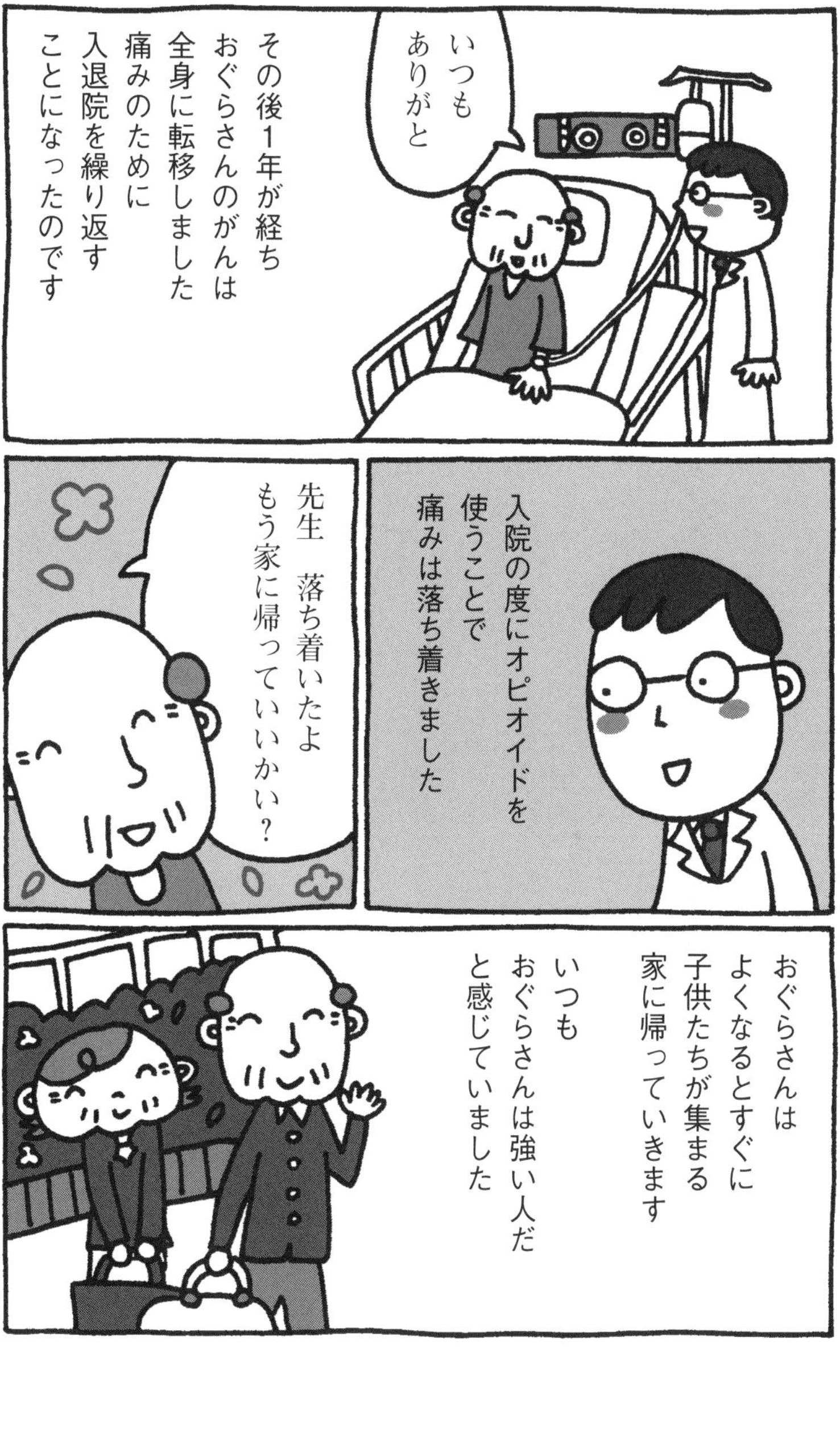
いつも ありがと
その後1年が経ち おぐらさんのがんは 全身に転移しました 痛みのために 入退院を繰り返す ことになったのです
入院の度にオピオイドを 使うことで 痛みは落ち着きました
先生　落ち着いたよ もう家に帰っていいかい？
おぐらさんは よくなるとすぐに 子供たちが集まる 家に帰っていきます
いつも おぐらさんは強い人だ と感じていました

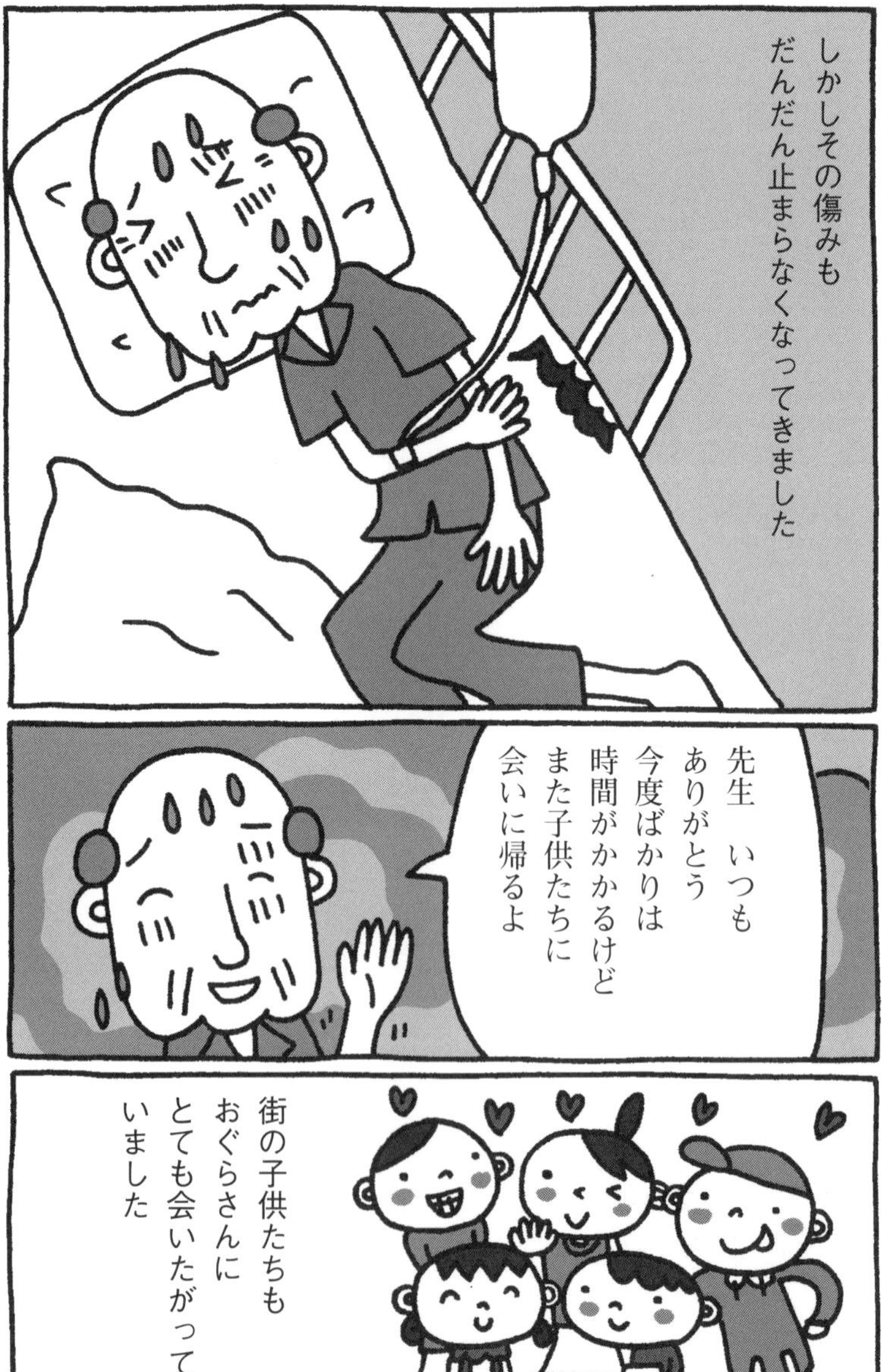
しかしその傷みも
だんだん止まらなくなってきました
先生　いつも
ありがとう
今度ばかりは
時間がかかるけど
また子供たちに
会いに帰るよ
街の子供たちも
おぐらさんに
とても会いたがって
いました

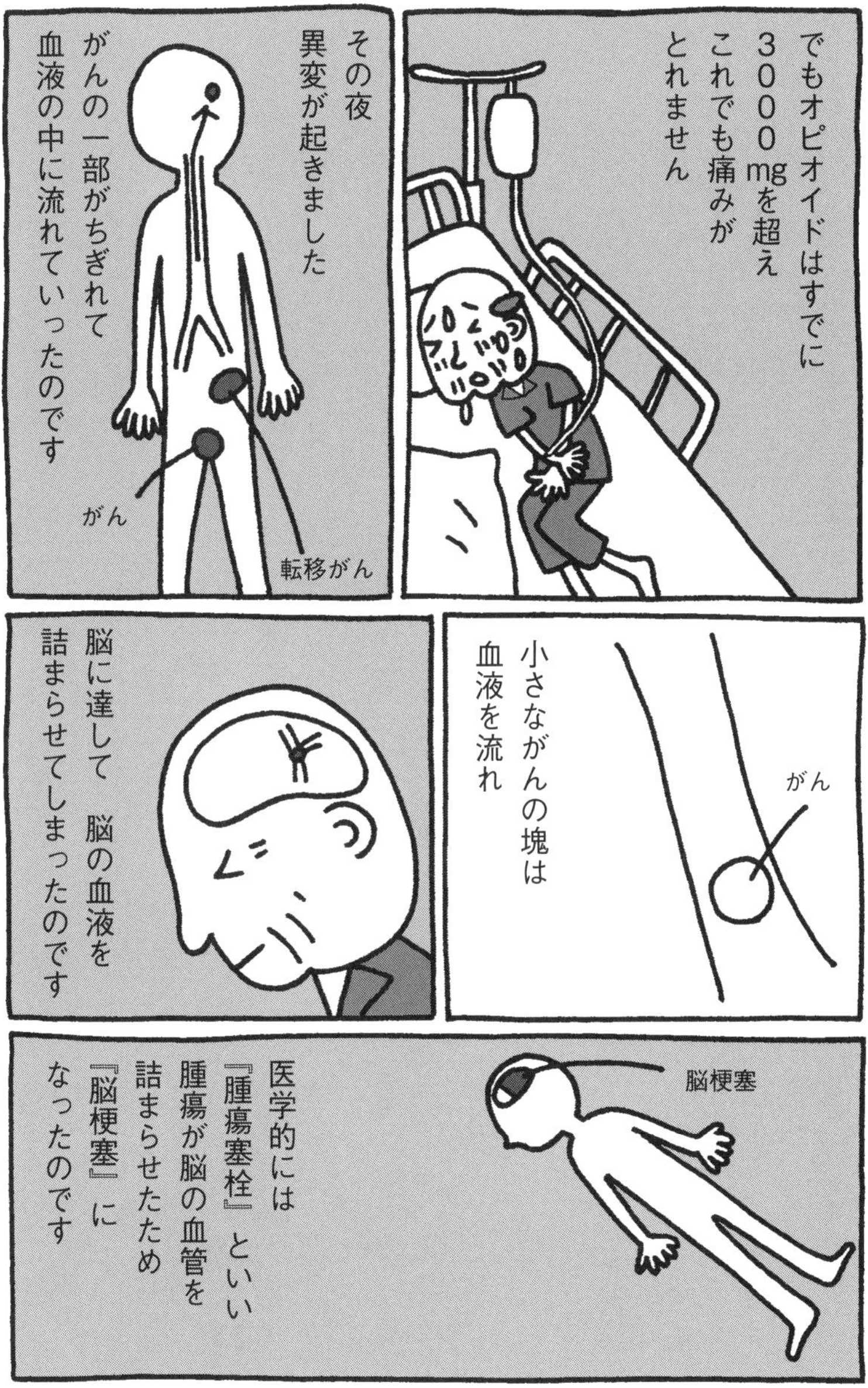
でもオピオイドはすでに
3000mgを超え
これでも痛みが
とれません
その夜
異変が起きました
がんの一部がちぎれて
血液の中に流れていったのです
がん
転移がん
小さながんの塊は
血液を流れ
がん
脳に達して　脳の血液を
詰まらせてしまったのです
医学的には
『腫瘍塞栓』といい
腫瘍が脳の血管を
詰まらせたため
『脳梗塞』に
なったのです
脳梗塞

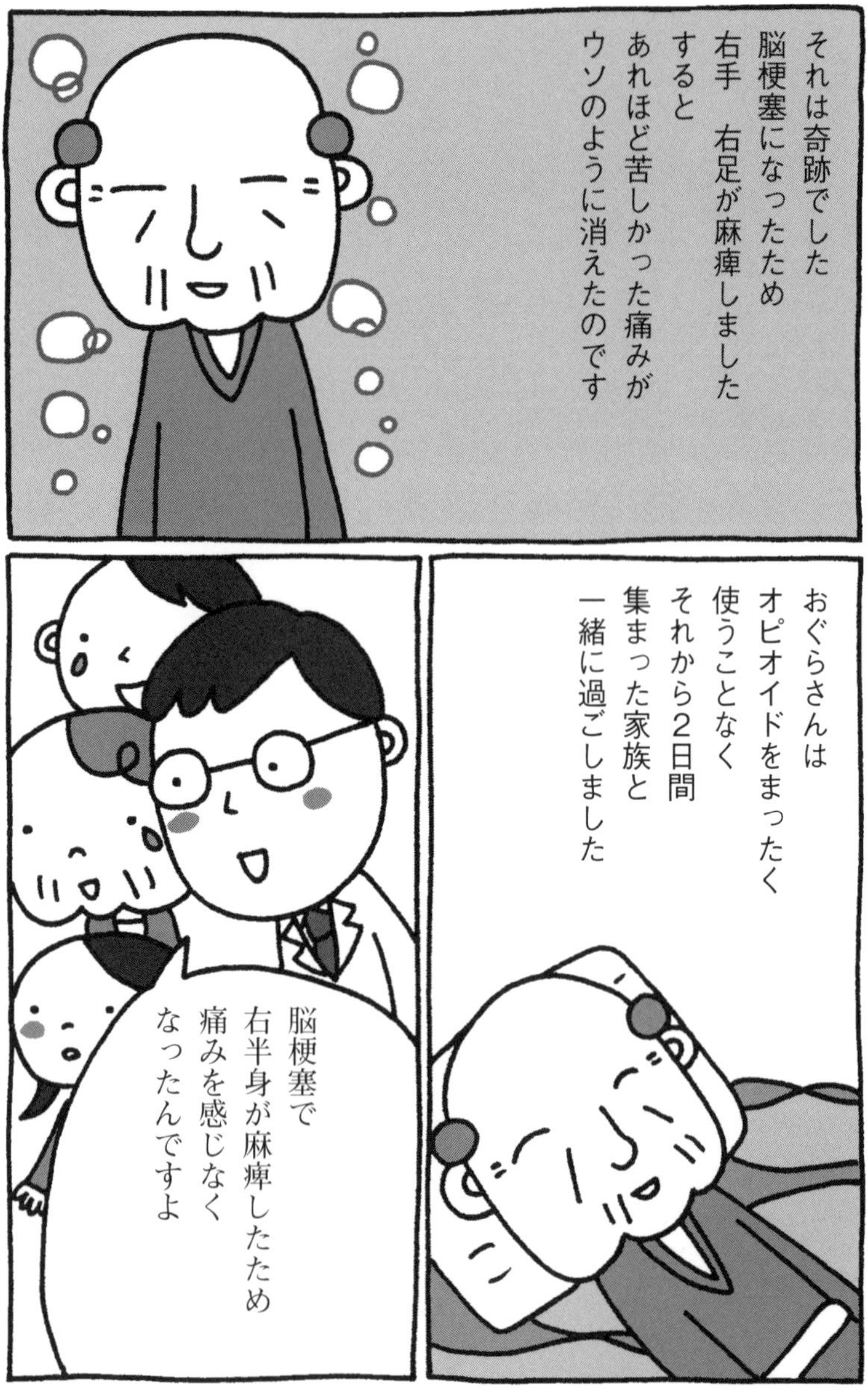
それは奇跡でした
脳梗塞になったため
右手　右足が麻痺しました
すると
あれほど苦しかった痛みが
ウソのように消えたのです
おぐらさんは
オピオイドをまったく
使うことなく
それから2日間
集まった家族と
一緒に過ごしました
脳梗塞で
右半身が麻痺したため
痛みを感じなく
なったんですよ

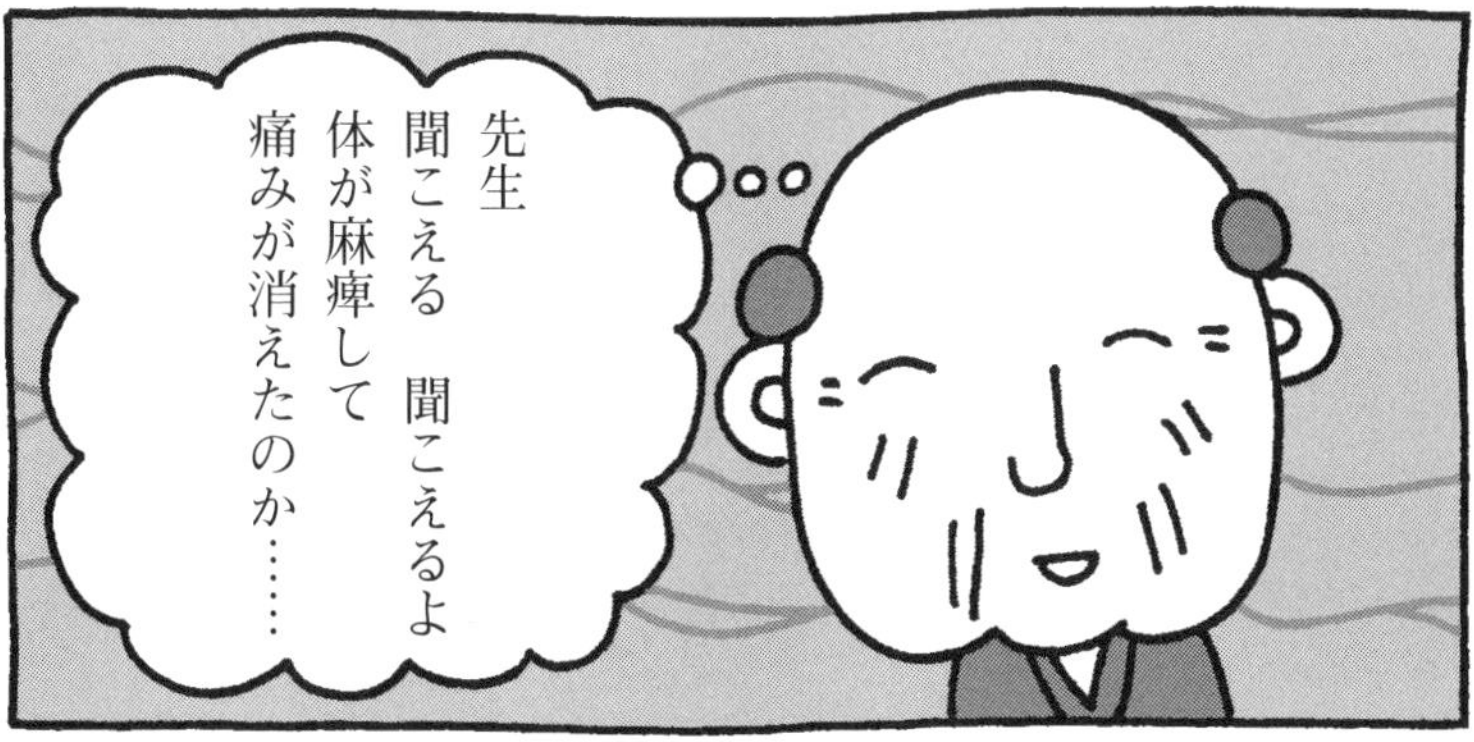
先生
聞こえる　聞こえるよ
体が麻痺して
痛みが消えたのか……

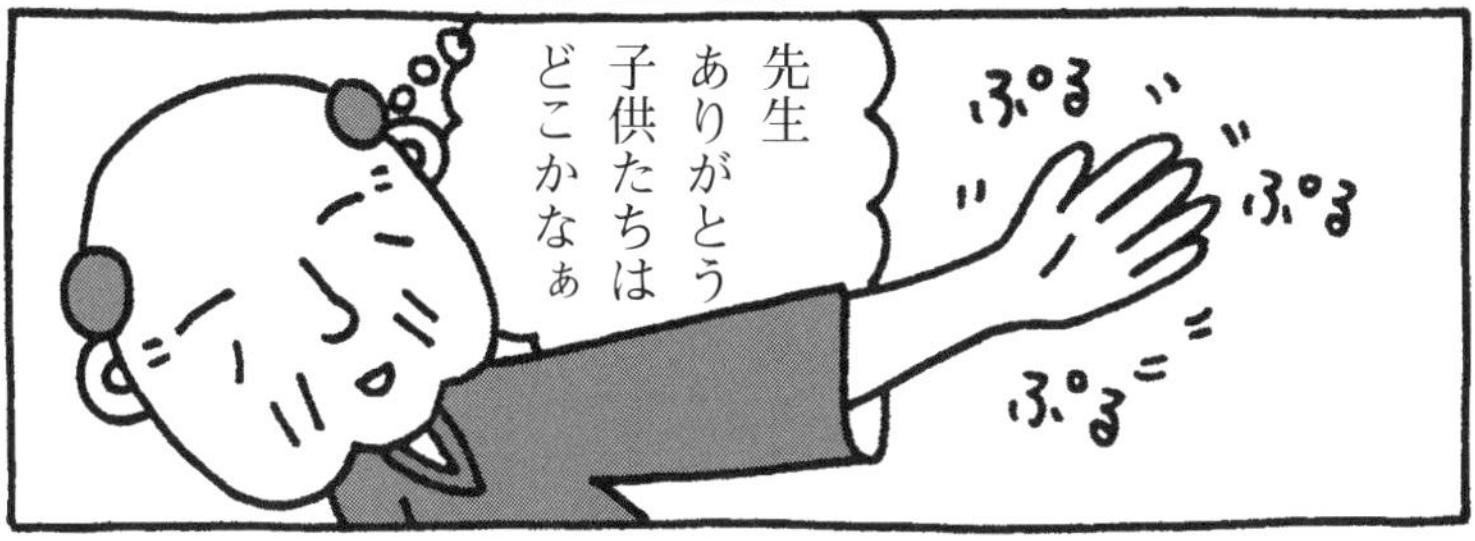
ぷるぷるぷる
先生
ありがとう
子供たちは
どこかなぁ

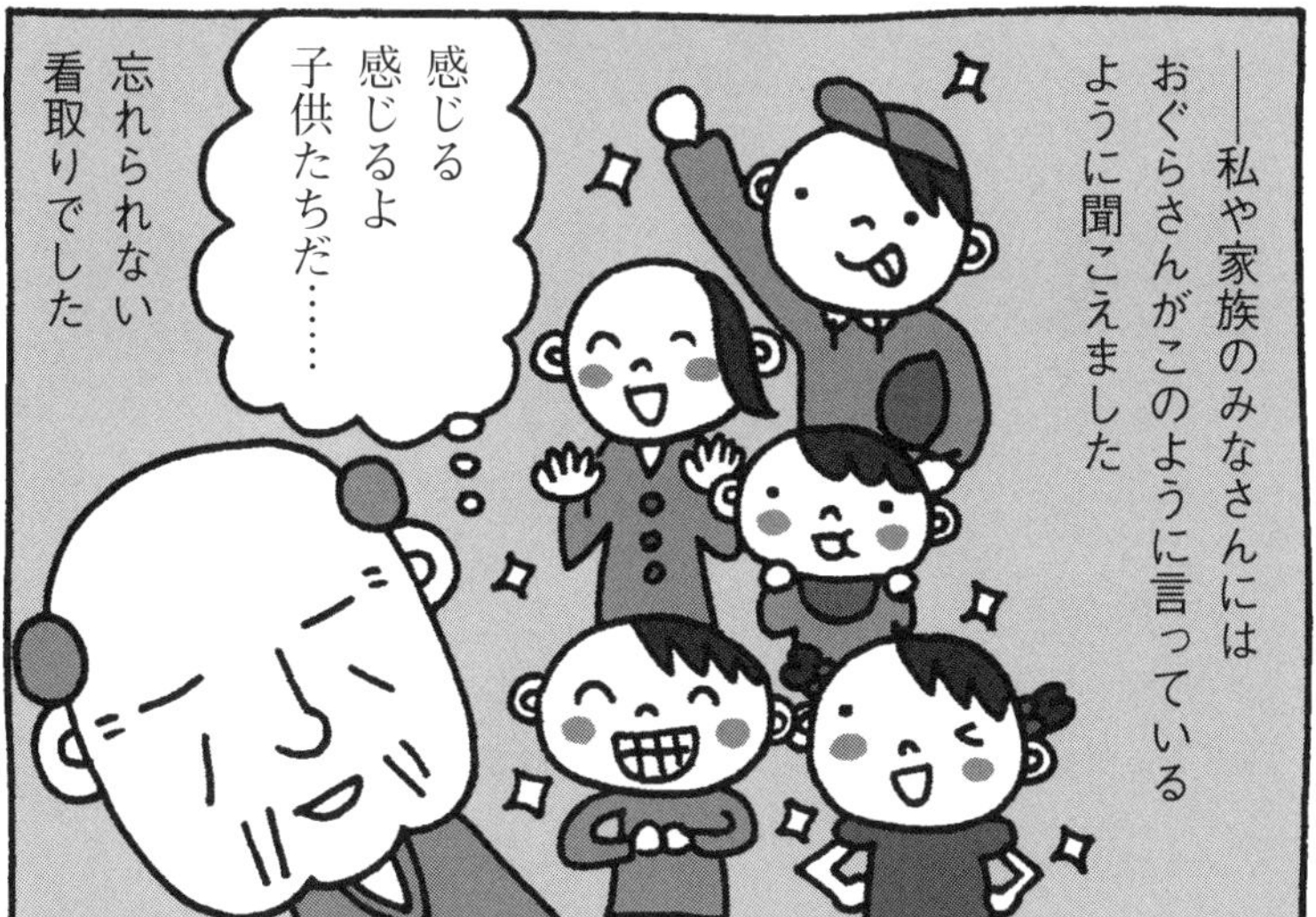
――私や家族のみなさんには
おぐらさんがこのように言っている
ように聞こえました
感じる
感じるよ
子供たちだ……
忘れられない
看取りでした

どこで死を迎えるのかは自由です

どこで死を迎えるのか——それはもちろんあなたの自由です。自宅でも、病院でも、ホスピスでも、どこでもいいのです。

以前、私の看取った患者さんに、「自宅で死を迎えたい」と希望していた男性がいました。その人には若い息子さんだけがいて、その息子さんも「父を引き取りたい」と希望しました。病院の看護師が、息子さんにさまざまな看護テクニックを紹介しましたが、彼女たちは「息子さんの技術では一人でお父さんを看るのは無理がある」と判断していました。

しかし、私はその患者さんをあえて自宅に帰したのです。すると、息子さんはお父さんの最期までしっかりと看病していました。他人から見ると不十分なようでも、本人たちが『いっしょにいる』と感じることができれば、それでいいのだと思います。

しかし在宅で最期を迎える場合は、告知した医師のほかに、在宅で相談にのってくれる医師、看護師、ケアマネなどの準備が必要です。経験上は、『自宅で死を迎えたい』というあなたの思いを理解した、強いリーダーシップのある在宅医を見つけると、スムーズに自宅で過ごすことが可能になります。

事前指示書とは

DNAR（Do Not Attempt Resuscitation）という言葉があります。最近、医療界で用いられてきている言葉です。これは、「蘇生不要」の意思表示のことで、あくまでも患者さん、家族の意志によって行われるものです。
通常、突然患者の心臓や呼吸が止まると、医療側は心肺蘇生をするように訓練されています。しかし、このような延命治療を望まない方も少なからずいます。
事前指示書とは、自分にこのようなことが起きたときに、「どこまで治療をしてほしいか」を事前に書き留めておくものです。人工呼吸器はやめてほしい、チューブによる栄養はやめてほしい、持続点滴はやめてほしい、苦痛をとるような治療は積極的にしてほしい……医療側は基本的にこういったさまざまな患者さんの希望に添って治療を進めます。
これから、実際に事前指示書を書いてもらうための項目をあげてみます。それぞれの項目について、良い点と悪い点をできるだけあげてみました。参考にして主治医と話してみてください。

人工呼吸器をつける

現在の**人工呼吸器**は、さまざまな呼吸不全に対して使用されるもので、呼吸不全の病態にあわせていろいろな機種があります。たとえば、みなさんが、人工呼吸器として思いうかべるのが、心肺蘇生に用いるもので、気管支の中に挿管チューブを入れて持続的に、または、強制的に呼吸を行います。このほかには、呼吸器の離脱を自動的に進めるもの、在宅人工呼吸に使用する小型で医療従事者以外でも操作できるもの、マスクを使用することで気管挿管を必要としないものなどがあります。

事前に患者本人からＤＮＡＲの申し出がないと、患者が運ばれ呼吸不全がある場合には、人工呼吸器を取り付けるように、医師は訓練されています。では、そのように取り付けた人工呼吸器を、本人の意思が確認できずに、家族のみの希望でとりはずすことができるのでしょうか？　これは、２００７年に「**終末期医療の決定プロセスに関するガイドライン**」が厚生労働省から発表されたのを受けて、日本救急医学会は終末期の場合に人工呼吸器の取りはずしを容認する意向、２００８年は日本学術会議が家族による延命中止の意思の推定を認める提言をしました。しかし、まだ結論（判決）の出ていない人工呼吸器はずしの裁判があります。このため、医師が躊躇することも十分あり得ます。このような負担を家族と医師にかけるようにしないためには、告知を受けた時点で自分の意思を明確にすることが大切でしょう。なお、意思は何度でも変えることができます。

一方で、人工呼吸器をつけている人に『尊厳がない』というイメージが先行しているのですが、そうではありません。そもそも、終末期そのものが一律に定義することができないのですから、ある時期は呼吸器をつけてＱＯＬ（生活の質）を保つこともすべきとの意見もあります。

心臓マッサージをする

心臓マッサージは、手で胸の中央を強く押すことで、動かない心臓に代わって全身の臓器に血液を送り込む重要な救命方法です。この行為は医療従事者なら最初に訓練を受けるものなので、心肺停止の患者が来ると反射的に行うように覚えています。

さて、この心臓マッサージは、終末期の場合に何が問題なのでしょうか？

たとえば、いよいよ死を覚悟していた男性が心肺停止で、事前に打ち合わせのない病院へ搬送されたとします。医師はあわてて心臓マッサージを行います。この時点で、患者が弱っているので、力強く心臓マッサージをすることで肋骨が折れることもありますし、心拍が戻ると人工呼吸器を取り付けることにもなります。その間、意識が戻ることがなかったら、家族に負担をかけるだけになってしまう可能性もあります。

一方で、これ以上心臓がよみがえらない確認に使う医師もいます。『改善の見込みがない場合は、心臓マッサージはしないでください』という事前指示は明確にしておくべきでしょう。

事前指示書を書く③

胃ろうによる栄養補給をする

通常、健康な人なら誰でも、食事をとることによって健康を維持します。しかし、食事がとれない人は点滴しか頼るものがありませんでした。そこで、1979年に米国で、摂食障害の小児へのアイデアとして、胃と皮膚に穴をあけて栄養チューブをつけて、栄養剤を流す方法（**胃ろう**、または胃チューブ）が開発されました。その後、日本に導入され、簡単な手術で作れるということもあり、高齢者に積極的に取り入れられています。

この方法の導入によって、『自分で食事ができなければ人生がおわりか？』という人が一時的に胃ろうで体力をつけ、その後食事できるまでリハビリできたという話はよく聞きます。東北大の研究によると、胃ろうをつけた人は700日、血管から点滴だけをしていたら60日の生存期間なのだそうです。

しかし、胃ろうにも問題点があります。『本人は眠ったままなのに、体だけが元気』という患者さんが増えたことにより、家族の介護負担が増加しているのです。本来、死に至る過程の摂食不能は脱水症状による死をもたらすので、患者さんの痛みが少なく、苦しみ日々も短期間で済むことが多いです。しかし、胃ろうによる延命で苦しむ期間が長くなるという危惧があります。

胃ろうの是非は、患者さんの体の状態に応じて見直すのがよいと思います。一度胃ろうをつけても、患者さん本人のことを思った上でなら、家族の判断で中止するのはやむを得ないでしょう。実際、胃ろうを家族の意思で中止したことによって裁判になったケースはないようです。

なお、「胃ろうにより誤嚥性肺炎《ごえんせいはいえん》を防げる」という誤解があります。誤嚥性肺炎とは、高齢者や末期の人が誤って食べ物を気管や肺に入れてしまうことで起こる肺炎のことです。一見、「食べ物を飲み込まないなら誤嚥性肺炎にはならない」と思いこみがちですが、胃ろうから入れた栄養が逆流して肺に入り肺炎になることもあるので注意が必要です。

事前指示書を書く④

中心静脈から栄養をとる

中心静脈栄養とは、前項目の胃ろうなどの経管栄養と並ぶ、栄養供給システムです。多くの場合は、首の根元や鎖骨の下から点滴用の管を挿入し、透明なシートを用いて固定します。この管から栄養がとけた溶液を流し続けるのです。

しかし、管を挿入している部分に感染を起こすことがありますので、**ポート**（完全皮下埋め込み式カテーテル）を挿入します。血管内に挿入された細いカテーテルの先に、**セプタム**というシリコンのような丸い1㎝ぐらいのものをつけておきます。このセプタムを皮膚の下に挿入します。

点滴の際は、このセプタムに直接針を刺します。針を刺すときの痛みは感じません。10000回も針を抜き刺しできますので、必要のないときは点滴をはずしても構いません。セプタムに刺した針を通じて、セプタムの中へ点滴成分が流れ、セプタムからカテーテルを通じて中心静脈に入っていきます。

ポートは、局所麻酔にて簡単に作ることができます。ポートの作成ができれば、在宅で中心静脈栄養を手軽に受けることができるのです。

輸血をする

輸血には、他人の血液を点滴にて投与する方法と、事前に自分の血液を保存しておいて点滴で戻す方法があります。終末期の場合は、前者です。

がんの末期の時期になると、貧血になる人が多くなります。その理由としては、「腫瘍が血液を消費してしまう」「腫瘍の骨転移により造血ができない」といったものです。そこで、輸血をすると大変体が軽くなります。

しかしここで知っていてほしいのは、栄養を体内に入れるということは、腫瘍にも栄養が行くということです。つまり、腹水のある人なら、ますます腹水が増えていきますし、腫瘍そのものも大きくなり、痛みも増します。また、心臓が弱っていると、点滴した水分が全身の浮腫になり、足のむくみが著明になります。これは前述の胃ろう、中心静脈栄養も同様です。

つまり、すべての治療は、時期によってよい治療になることもあれば、副作用ばかり強くなることもあるわけです。

4章

死の定義

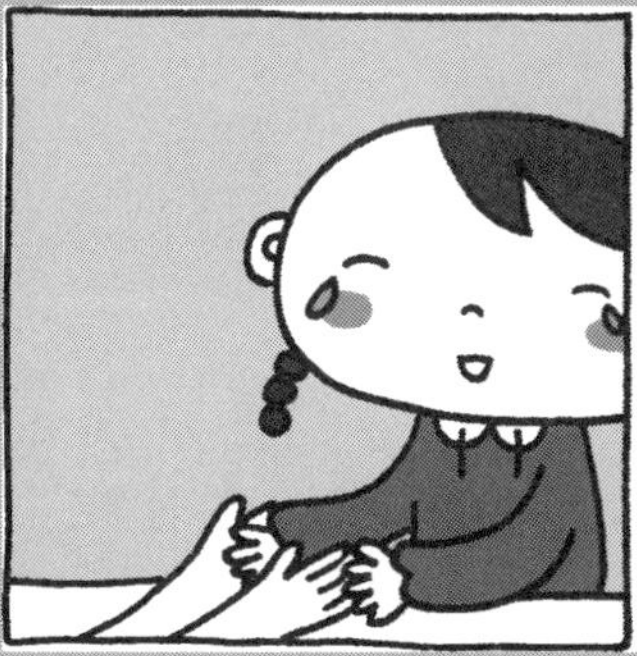

「温かい手」

作：奥井　識仁
画：しんざきゆき

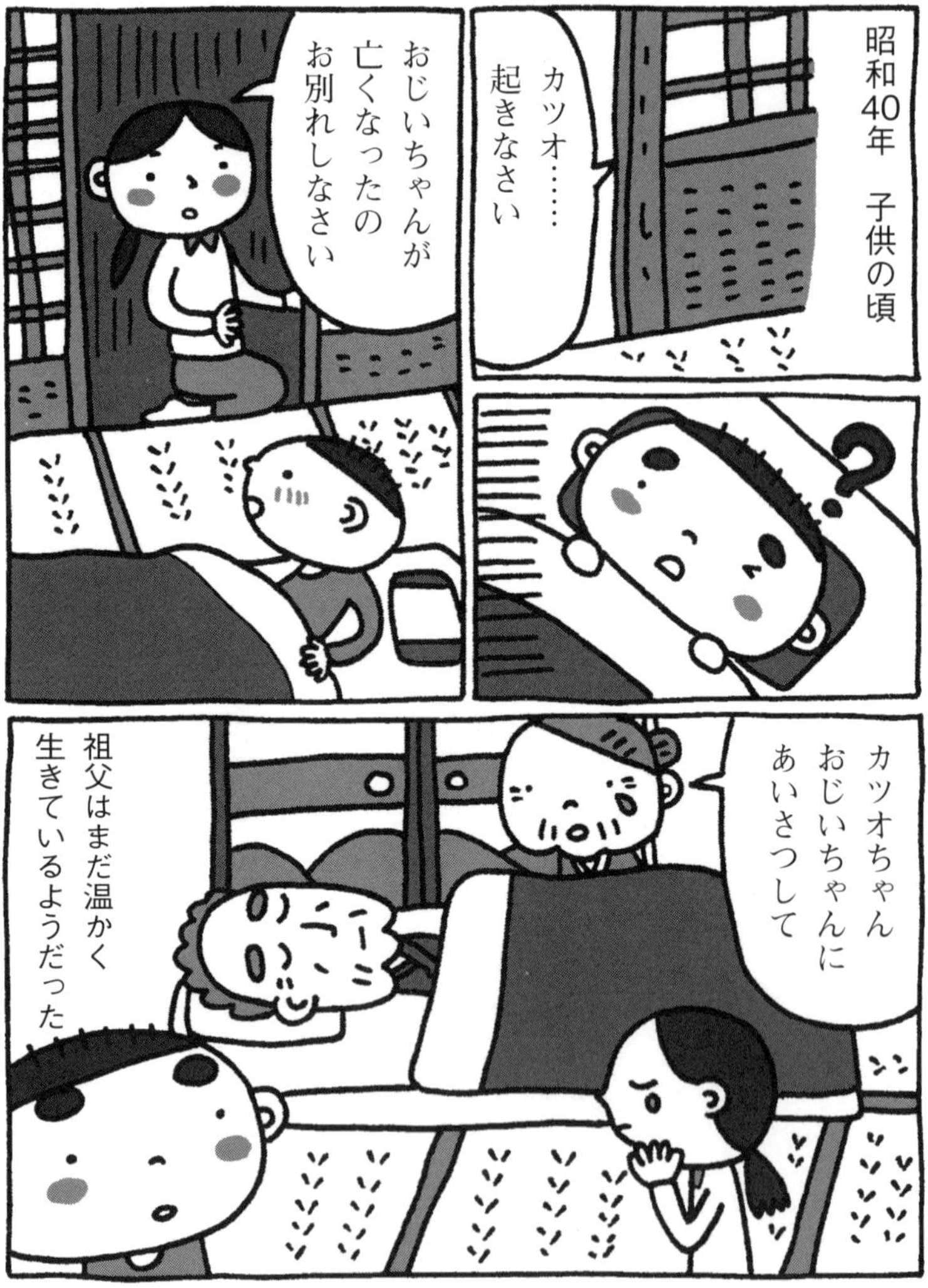
昭和40年　子供の頃
カツオ……起きなさい
おじいちゃんが亡くなったのお別れしなさい
カツオちゃんおじいちゃんにあいさつして
祖父はまだ温かく生きているようだった

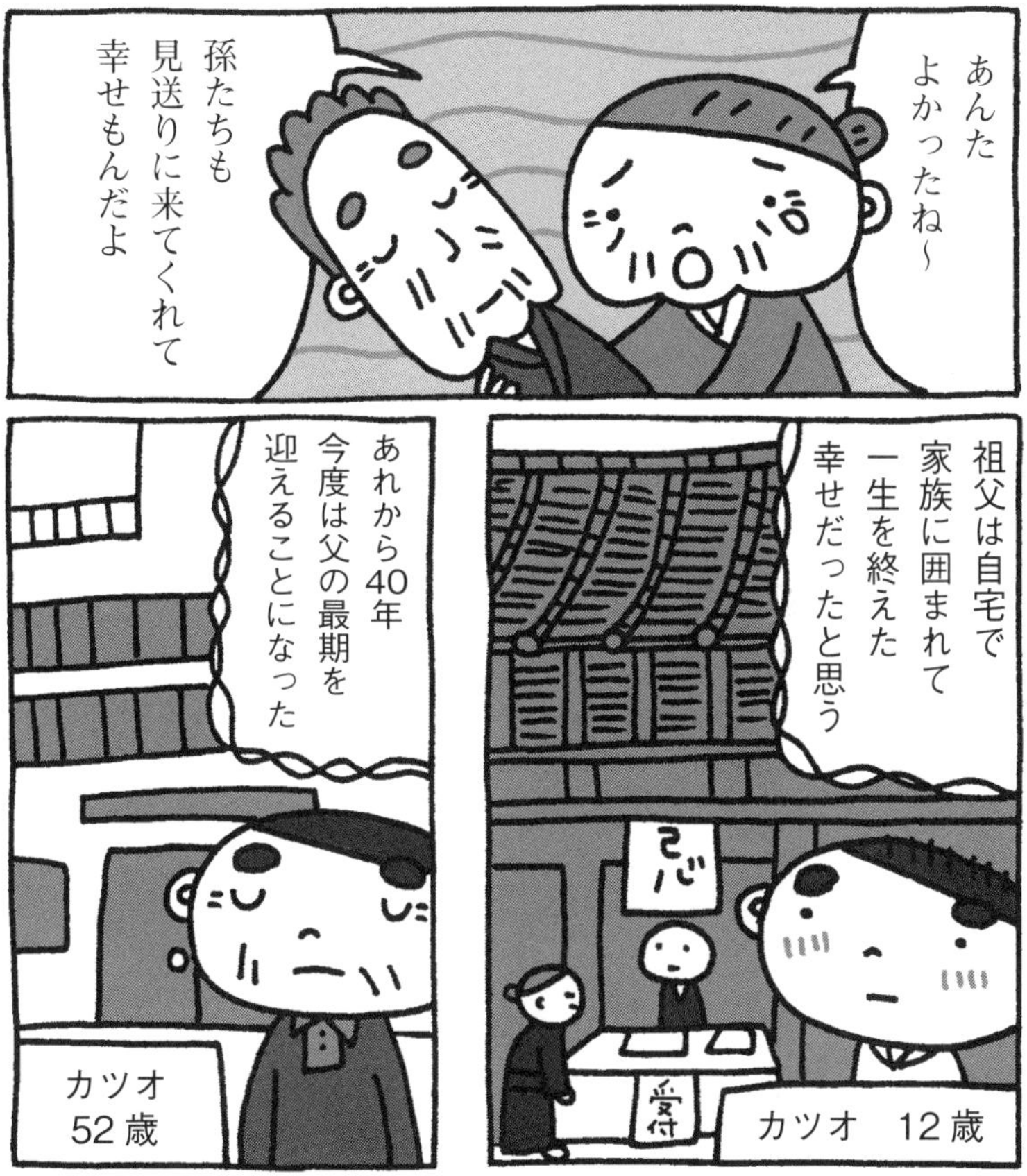
あんた
よかったね〜
孫たちも
見送りに来てくれて
幸せもんだよ
祖父は自宅で
家族に囲まれて
一生を終えた
幸せだったと思う
受付
カツオ　12歳
あれから40年
今度は父の最期を
迎えることになった
カツオ
52歳
父は前立腺がんの末期
食欲が落ちたので
入院して
点滴をしている

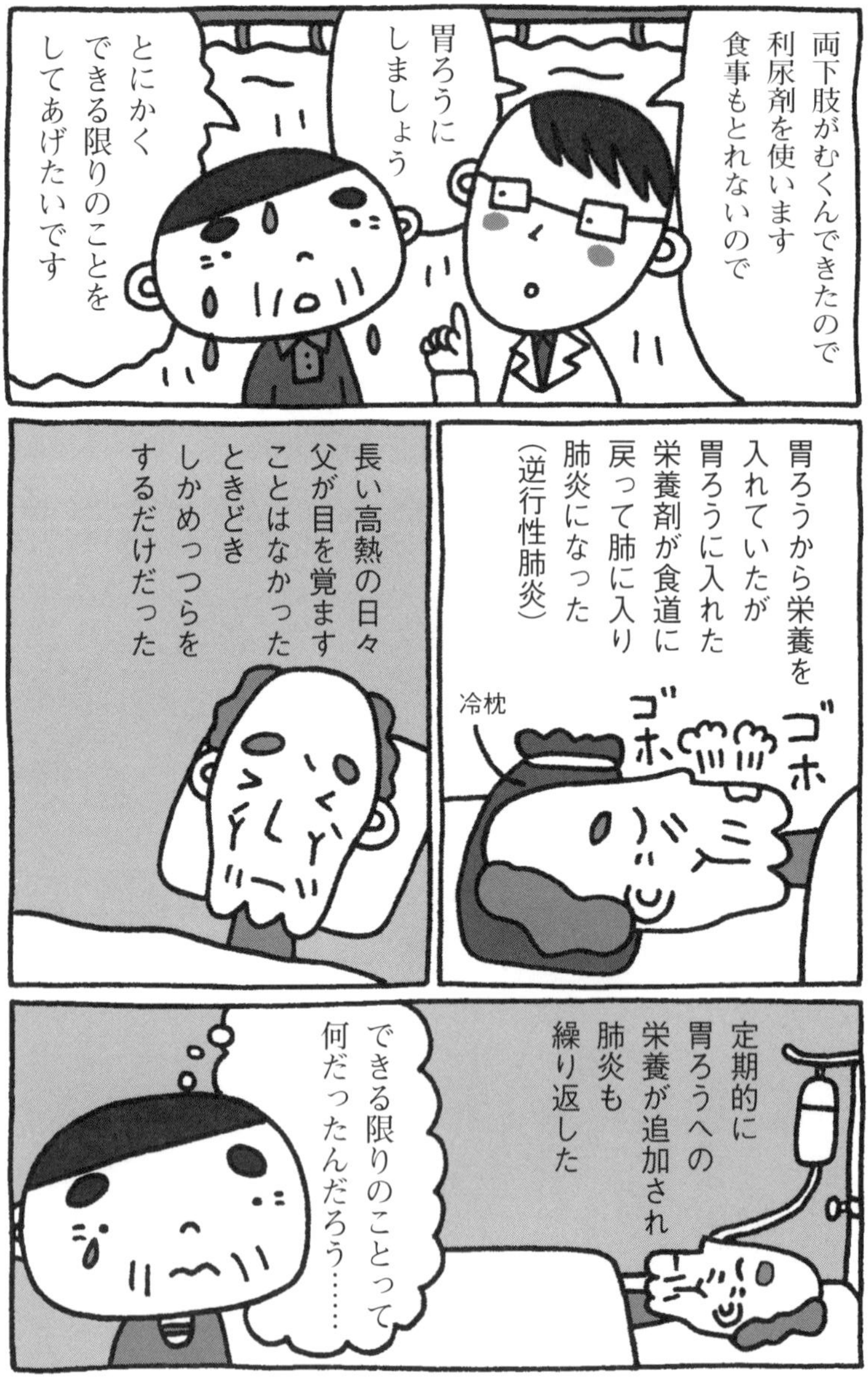

両下肢がむくんできたので
利尿剤を使います
食事もとれないので
胃ろうに
しましょう
とにかく
できる限りのことを
してあげたいです
胃ろうから栄養を
入れていたが
胃ろうに入れた
栄養剤が食道に
戻って肺に入り
肺炎になった
（逆行性肺炎）
冷枕
ゴホ
ゴホ
長い高熱の日々
父が目を覚ます
ことはなかった
ときどき
しかめっつらを
するだけだった
定期的に
胃ろうへの
栄養が追加され
肺炎も
繰り返した
できる限りのことって
何だったんだろう……

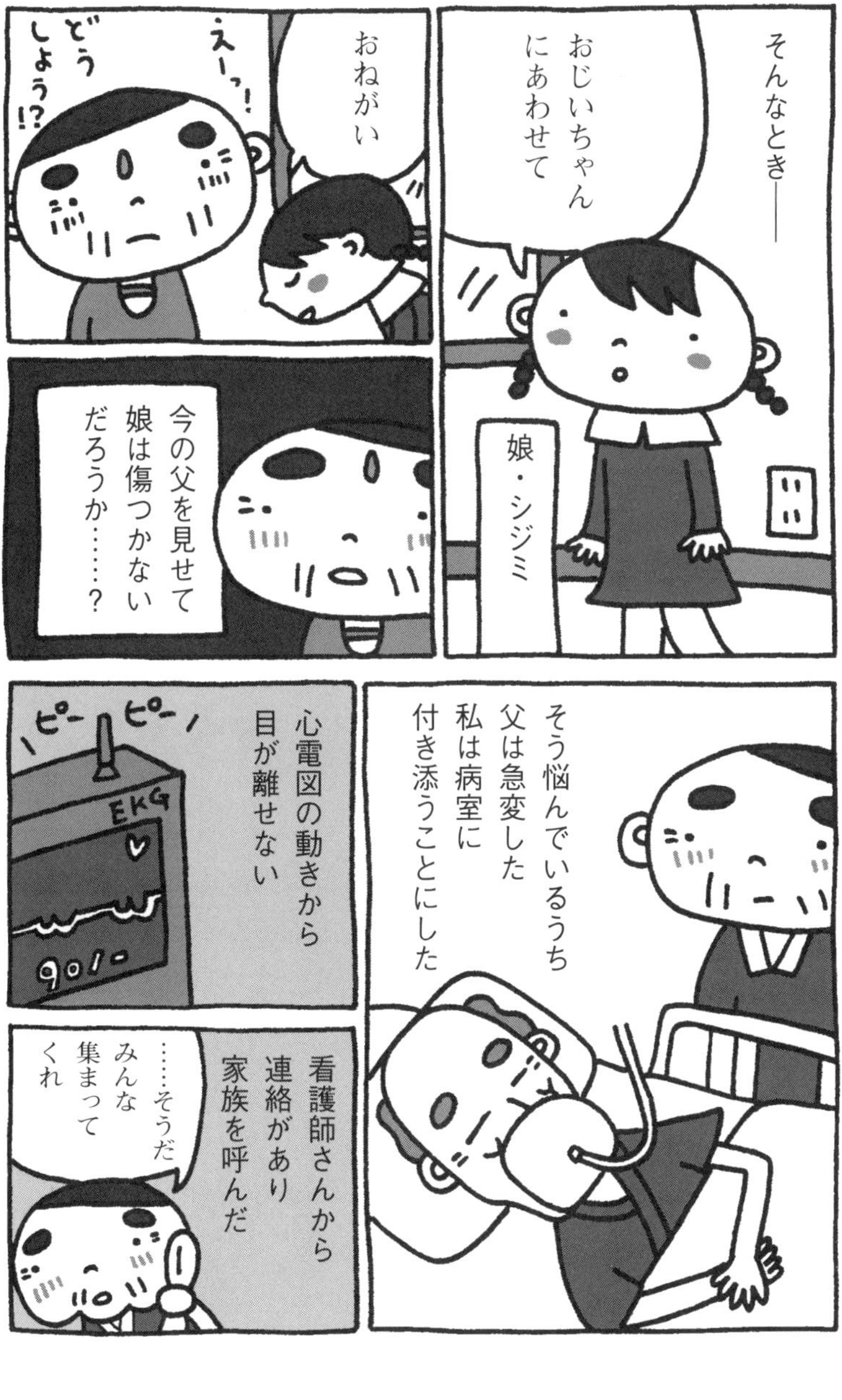
そんなとき――
おじいちゃんにあわせて
娘・シジミ
おねがい
えーっ!
どうしよう!?
今の父を見せて娘は傷つかないだろうか……?
そう悩んでいるうち父は急変した私は病室に付き添うことにした
ピー ピー
EKG
心電図の動きから目が離せない
看護師さんから連絡があり家族を呼んだ
……そうだみんな集まってくれ

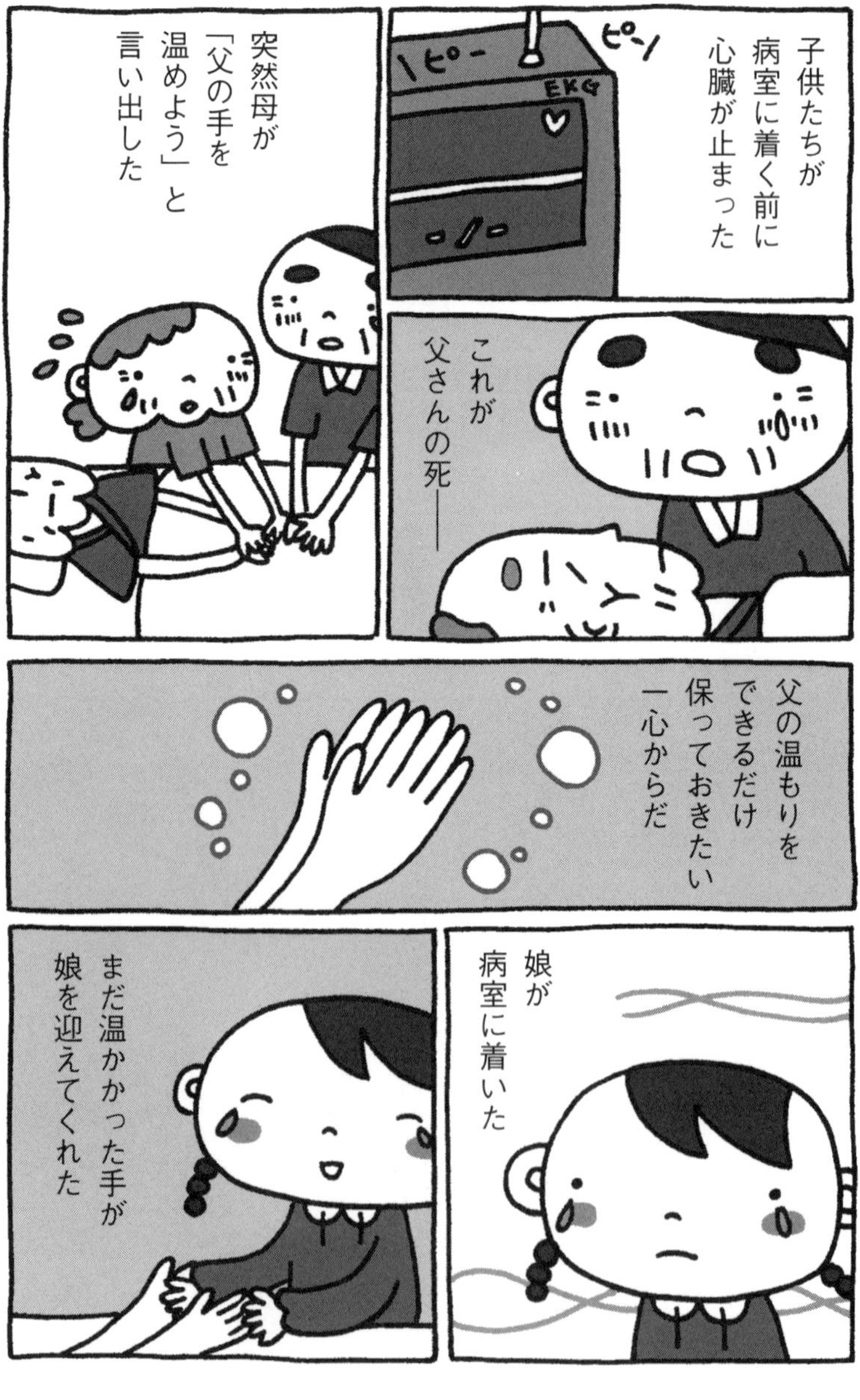
子供たちが
病室に着く前に
心臓が止まった
ピー
EKG
これが
父さんの死——
突然母が
「父の手を
温めよう」と
言い出した
父の温もりを
できるだけ
保っておきたい
一心からだ
娘が
病室に着いた
まだ温かかった手が
娘を迎えてくれた

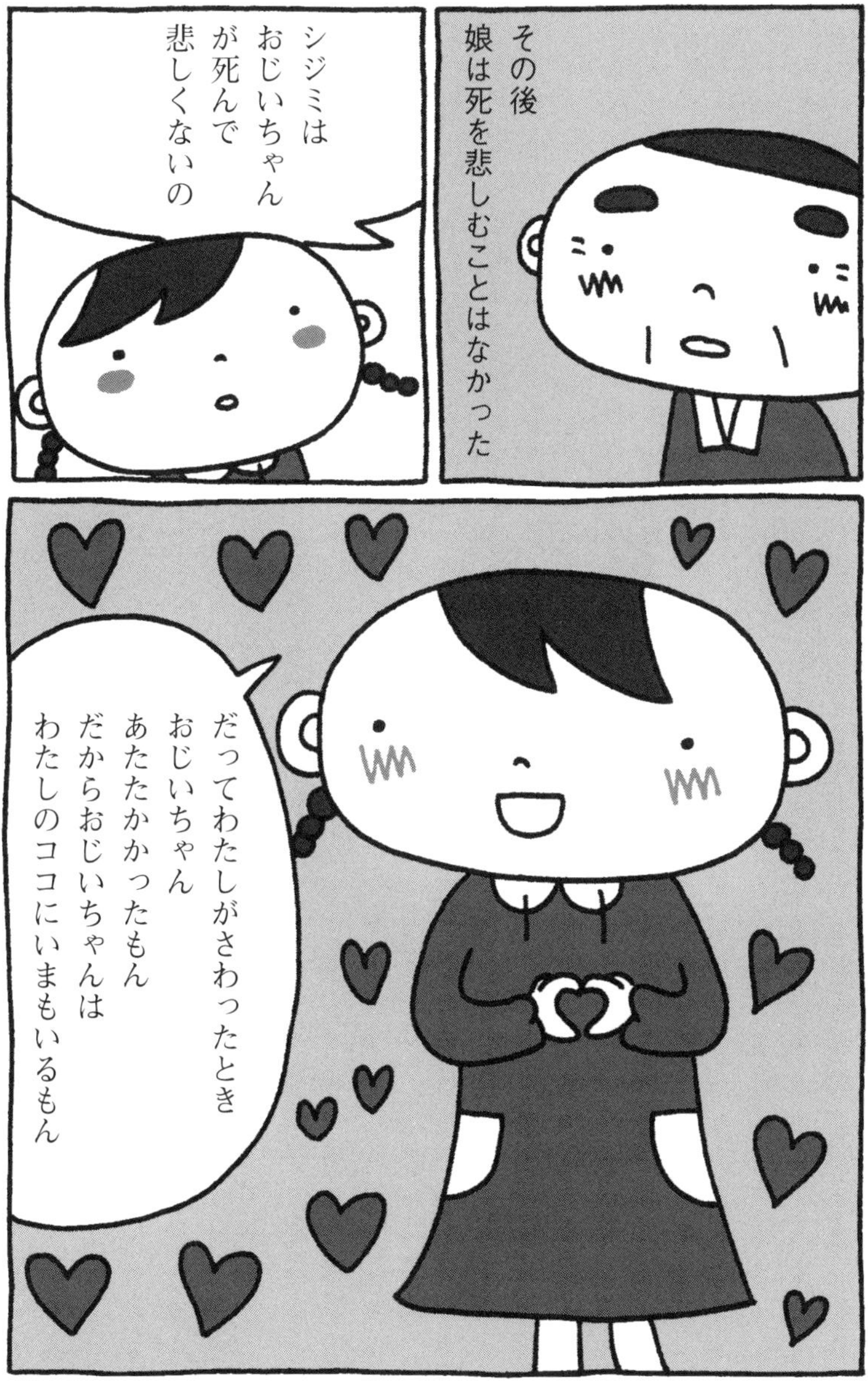
その後
娘は死を悲しむことはなかった
シジミはおじいちゃんが死んで悲しくないの
だってわたしがさわったときおじいちゃんあたたかかったもん
だからおじいちゃんはわたしのココにいまもいるもん

心電図をみつめて死を確認することをやめよう

末期患者がいる病院で、酸素マスクをつけた患者さんの体にたくさんの点滴のチューブがついて、そして排泄のためのカテーテルがつながり、指には酸素濃度を測るためのサチュレーションモニターがつけられ、心電図が胸につけられて……といった光景をよく目にします。

このようなときに病室を訪問するとしばしば、患者さんの家族が心電図を見入っているのに気がつきます。特に患者さんが旅立つその瞬間、みんなで心電図を凝視しているのです。これは、ちょっとおかしいと思いませんか？

心電図はその患者さんの心臓の動きを把握するためにつけられているのであって、それはあくまでも医師への連絡を主に行うための器具でしかありません。

心電図を見るのはは医師にまかせて、**その瞬間に見ていてほしいのは、患者さんの顔**です。**にぎっていてほしいのは、患者さんの手**です。死の瞬間の確認が遅れたからって罪ではありません。納得して送り出してほしいのです。

死の定義

死の定義については、実ははっきりしたことは言えません。生物的見地、医療的見地、法律的見地、宗教的見地などさまざまな立場から定義することができ、またその時代によって解釈が変わったりすることもあるからです。

現実的な解釈としては、現行の医師法では「**死亡診断書を書くことができるのは医師のみである**」と定められているため、法改正がない限りは「**医師が死亡と診断したときが死である**」と考えていいと思います。ただし、医師は可能な限り**患者さんやその家族の意志に沿った形で死亡の判断をしている**のが通常です。

問題になるのは、**患者さんが事前に明確な意思表示をしていない場合**、あるいは**患者さん本人と家族の希望が違う場合**です。このような状況になると、医師を巻き込んだトラブルの原因にもなりうるので注意が必要です。

そこで大切なのが、3章で触れた「**事前指示書**」です。この事前指示書により、普遍的な死の定義の変更にかかわらず「**あなた自身の死の定義**」に基づいた措置を、医師や家族が実現することができるのです。

シシリー・ソンダースの『死とは、人間の一つの過程』

シシリー・ソンダースは、看護師、医療ソーシャルワーカーを経て医師になり、**現代ホスピスの創設者**となった人です。医学生や医師が、死にまっすぐに向き合おうとすると、必ず出会う拠り所のような存在なのです。

シシリーは、１９１８年英国に生まれました。英国の名門・オックスフォード大学に入学し経済学を専攻していましたが、在学中に第二次世界大戦を体験、その戦火の中で子供の頃からの夢だった看護師への思いが再燃しました。シシリーは大学を中退すると、ナイチンゲール看護学校に入学します。しかし研修中に持病であった脊椎の病気が悪化、手術のために看護師を断念することになってしまうのです。

悩んだシシリーは、新しい道として医療ソーシャルワーカーを選択します。猛勉強の末資格を得て、１９４７年シシリーが29歳のとき、聖トマス病院のスタッフとなりました。

ここで一人の末期がん患者と知り合います。40歳のデビッドは、ポーランドからの亡命者で英国では身寄りがありませんでした。シシリーは彼と恋に落ち、異境の地で孤独を感じていた彼の心の支えとなります。彼はシシリーに看取られ、この世を去りました。

デビッドの死をきっかけに、シシリーは「末期患者のための仕事がしたい」「末期患者の苦しみを可能な限りやわらげたい」と願うようになります。そんな彼女を見ていたある外科医の励ましをきっかけに、1951年シシリー33歳のとき、医師になるために聖トマス校医学部に入学、39歳で医師の資格を取得するのです。

医師となったシシリーは、末期患者に対する医療を劇的に変えました。それは患者の苦痛を取るためのモルヒネの積極投与でした。これまでの末期患者に対して投与する麻薬は、ただ眠らせるためのものでした。これを痛みを取るために投与することで、意識がはっきりした状態で最期を迎えることを可能にしたのです。

そして1967年シシリー49歳のとき、聖クリストファー・ホスピスを開所します。彼女は、そこでこれまで進めてきたモルヒネの積極的使用によるコントロールとともに、末期患者の精神的痛みを重視、その痛みを**全人的苦痛**（Total pain）としてとらえるよう務めてきました。そして聖クリストファー・ホスピスは、現代ホスピス運動のきっかけとなり、その後このような形の施設が急速に広まっていくのです。

失敗と思わないで

私は、かつての勤務先である横須賀市立うわまち病院時代、病棟の看護師さんたちと、この本に書いた内容のいくつかを研究したことがあります。

終末期の方と一緒にいたときに、もっと気づいてあげたかったことや、し足りないことがないかを、その方が亡くなって1年以上たって振り返ってみたのです。遺された家族に連絡を私がとり、当時の担当だった看護師さんたちが会いに行く――これは看護の世界で**『死後訪問』**と呼ばれる大切な勉強方法です。死後訪問に行ったすべての看護師さんが、たくさんのことを学んで帰ってきました。そしてその日から、また一段といい看護をしてくれるようになったのです。私自身も、自分が看取ったほとんどの方の葬儀に出席します。葬儀に出ることで、故人と一緒にいた時間をちゃんと消化しておくと、次に出会う方にまたやさしくする心のゆとりが生まれてくるからです。

先の看護師さんとの研究は、地域の看護研究会で発表されました。その時、ゲストとして来ていたアナウンサーの**小林完吾**さんが、高い評価をしてくださったと後で聞きました。

小林さんは、家族の在宅看護をしたご自身の経験を出版するなど、在宅看護のメリットやコツなどを一般人の視点から普及する活動をされています。まだ世の中が「看取りは病院で。自宅で看取るなんてとても無理」と思われていた時代のことです。著書の『**あいあればこそ**』（講談社刊）で、小林さんはこのような表現をしています。

わたしの関わり方の失敗例を書くことによって、みなさん方の介護が少しでも楽になれるようにという思い

しかし本を読むと、小林さんは『失敗』だなんてさらさら思っていないことがわかります。試行錯誤でがんばって――その経験をあえて『失敗』と表現するところに、小林さんの生きるやさしさが表れているのではと私は思うのです。

介護の現場では、誰もが最初は失敗だと思うことがたくさんあります。私だってそうです。一緒に研究をしてきた看護師さんだってそうです。皆さんだって当然そう思うことがあるだろうと思います。でもその経験こそが多くの勉強になり、そしてやさしい気持ちがまた生まれてきます。それが**患者さんのための介護**につながっていくのです。

日本の法律上の死亡に伴う諸手続き

愛する人が亡くなって、悲しんでばかりもいられません。早急に済ませなければならない手続きがあります。

①死亡届

死亡届とは人が亡くなってから**7日以内**に役所にて行わなければならない手続きで、具体的には**故人を戸籍から除籍する**ことです。休日や夜間でも受付してくれます。死亡届を提出することで、相続の手続きや遺族年金の請求などその後の手続きを進めることができます。遺族が会社の忌引きを申請する際に死亡をしたことを証明する書類を求める会社がありますが、事前に死亡届をコピーしておけば、わざわざ医師に証明書を書いてもらう手間が省けます。

②死亡診断書

死亡診断書は、死亡届とセットで一枚になっていて、患者の死を確認した医師が作成します。診断書は医師のサインのみでも有効で、印鑑は必ずしも必要ではありません。

死亡診断書はあくまでも診断書ですから、医師が後で病名が異なると判断した場合には書き直すことができます。その場合、最終版がもっとも正しい死亡診断書になります。遺族は死亡診断書の再発行を医師に請求することができます。また、生命保険金の請求手続きにも、この死亡診断書は必要です。

③火葬許可申請書

我が国では通常遺体は火葬されるため、その許可証が必要になります。その申請は死亡届と一緒に役所に提出します。交付された**火葬許可証**は火葬場に提出し、火葬終了後に火葬管理者が火葬した証明を記入してから返してくれます。火葬許可証は納骨時に5年間の保管義務がある**埋葬許可証**となります。

何かの理由で分骨した場合、埋葬許可書はありませんが、お骨の身元をきちんと証明できれば、ほぼ受け付けてもらえます。墓地管理者に必要事項を確認してください。

④世帯主変更届

世帯主が死亡した場合、新たな世帯主を定めて、世帯主を変更した**14日以内**に役所の戸籍課に世帯主変更届を届け出ます。

遺言書について

一般的に『遺言』という言葉は、書面、口頭を問わず、「最後の意思表示」という意味で使われています。「家族仲良く暮らしていくように」など道義上のものは、遺言者の最終意思を伝える「**遺訓**」として重要な意味を持ちますが、法律上の効力はありません。

民法では、遺言書を書く上で厳格な形式、方式が定められており、その形式及び方式を守ってない遺言は無効になってしまう場合もあります。

遺言書に書くことで、法律上有効なのは以下の項目です。

①遺贈　②相続分の指定、指定の委託　③財団法人設立の寄付行為　④子の認知　⑤後見人及び後見監督人の指定　⑥相続人の廃除、排除の取消し　⑦遺産分割の指定、指定の委託　⑧遺産分割の禁止（死後5年以内が限度）　⑨相続人相互の担保責任の指定　⑩遺言執行者の指定、指定の委託　⑪遺留分減殺方法の指定　⑫特別受益者に対する持戻しの免除　⑬生命保険金受取人の指定、変更　⑭信託の設定　⑮祭祀承継者の指定

遺言書には、自筆証書遺言、公正証書遺言、秘密証書遺言があります。

①自筆証書遺言

自筆証書遺言は、簡単に作成できますが、一定の要件を満たさないといけません。それは、以下の7つです。

1・遺言書のすべてが遺言者の自筆によるものであること。

2・作成日付を正確に書くこと。

3・遺言者が署名、押印すること。

4・2枚以上の遺言書は、偽造や変造を防ぐためにホチキスなどでまとめ、署名の下の押印と同じ印鑑を使用して契印あるいは割印をする。

5・遺言の内容、特に財産の特定は、わかりやすく正確に書くこと。

自筆証書遺言で特に多く発生するトラブルは、誤記などにより財産が特定できないことです。不動産は登記簿記載どおりに記載し、預金の場合は支店名及び口座番号を記載するなど、後日争いにならないようにしなければなりません。

6・遺言内容の一部を訂正するには、厳格で複雑な規定に従って行う必要がある。

次の方法に沿っていない場合には、訂正は無効となりますので、重要な変更があるときは新たな遺言を作成したほうが安全です。

ア．遺言書の訂正箇所に、加入の場合は ︿ の印を付け、削除・訂正の場合は原文が判読できるように二本線で消して、正しい文言を記入する。

イ．変更した箇所に、遺言書に押印した印鑑で押印する。

ウ．変更した部分の欄外に「本行○字加入○字削除」というように付記するか、遺言書の末尾に「本遺言書第五項第四行目『○○○』とあるのを『○○○』と訂正した」などのように付記する。

エ　付記した箇所に、遺言者本人が署名する。

7．夫婦であっても必ず、別々の遺言書を作成する。

民法では、遺言は「2人以上の者が同一の証書でこれをすることができない」と規定しています。共同名義の遺言は避け、単独の遺言書にしてください。

②公正証書遺言

公証人《こうしょうにん》が遺言者による口述をもとに遺言書を作成し、その遺言書の原本を公証人が保管するというものです。作成は**公証役場**で行い、遺言者が選んだ証人2人以上を立会人として、公証人の面前で遺言者が口述します。公証人は遺言者が口頭で述べた遺言の内容を正確に文章化し、遺言者と証人が確認した後、遺言者、証人、公証人が署名・押印すれば公正証書遺言が完成します。公正証書遺言作成の際には、以下の手続きが必要です。

1・遺言の内容を整理する。

「誰に」「どの財産を」「どれだけ」相続または遺贈するかをあらかじめ整理します。

2・証人2人以上を決める。

推定相続人、未成年者、被後見人、被保佐人、公証人の配偶者・四親等内の親族、書記及び雇人などは証人になれません。

3・公証人と日時などを打ち合わせる。

全国のどの公証人にでも依頼できます。公証役場まで出向けない場合は、公証人に出張を依頼します。

4・必要書類を用意する。

正確な証書を作成するため、遺言者の印鑑証明書・戸籍謄本、受遺者の戸籍謄本・住民票（親族以外の人に遺贈する場合）・法人の登記簿謄本（会社等の法人に遺贈する場合）、財産特定のための不動産の登記簿謄本・固定資産評価証明書、預金通帳のコピー、証人の住民票などを準備します。

5・遺言の原案を作成する。

相続税の問題、各相続人の遺留分、事業承継問題など諸般の事情を考慮しながら原案を作成します。なお、作成された公正証書遺言の原本は20年間、または遺言者が100歳に達するまでのどちらか長い期間、公証人役場に保管されます。

③秘密証書遺言

公正証書遺言と同様に公証役場で作成し、証人二人の立ち会いを必要とし、公証人が保管します。しかし、遺言者自身が遺言書を密閉するため、公証人も証人も内容を確認することができず、遺言書の秘密が守られます。

遺言者以外の誰も生前に開けることができないため生前のトラブルは防げますが、公証人によるチェックができないので、遺言書が内容不備によって無効となる恐れがあります。もし内容に不備があっても、**自筆証書遺言**の条件を満たしている場合は自筆証書遺言として認められるので、秘密証書遺言を選択する際は、**自筆で書くのが望ましい**でしょう。

残された家族の立ち直り

大切な人が亡くなった後、残された家族はどのように立ち直っていくのでしょうか。俳優の**仲代達矢**さんが、著書『**老化も進化**』（講談社）で、妻である宮崎恭子さんの死について語っていたエピソードが印象的だったので一部引用します。

恭子さんは、告知を一人で受けて、夫の仲代さんには知らせないように医師に頼んだとそうです。しかし医師の立場上、家族に伝えずに治療を進めていくのは非常につらいので、その医師は仲代さんに電話で知らせました。私もこの主治医と同じ経験がありますが、必要以上の精神的負担があり、家族に伝えないととても私の心がもたなかっただろうと思います。

仲代さんは、そんな恭子さんについてこう書いています。

最後の瞬間まで自分のなりたい、理想の〝宮崎恭子〟を演じていたのでしょう

仲代さんが、その生き方を受けとめようしているのが伝わります。その結果、

「生きる」という仕事を続けていこう

こう思うようになったそうです。

私は、これまで看取ってきた多くの人に、「**医師の前で弱音をたくさん言ってください**」とお願いしてきました。そして同時に、「**あなたらしい自分を、家族に見せてあげてください**」ともお願いしてきました。あなたの望むあなたらしさ——それが家族に伝われば、家族は仮にあなたが亡くなった後でも、『**生きる**』ことをしっかり続けていくことができると思うのです。

5章

がんの痛みをやわらげる

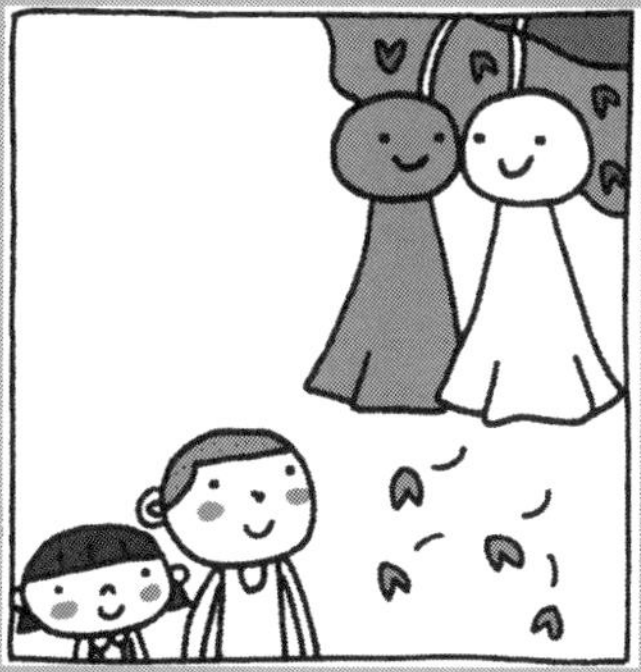

「てるてる坊主」

作：奥井　識仁
画：しんざきゆき

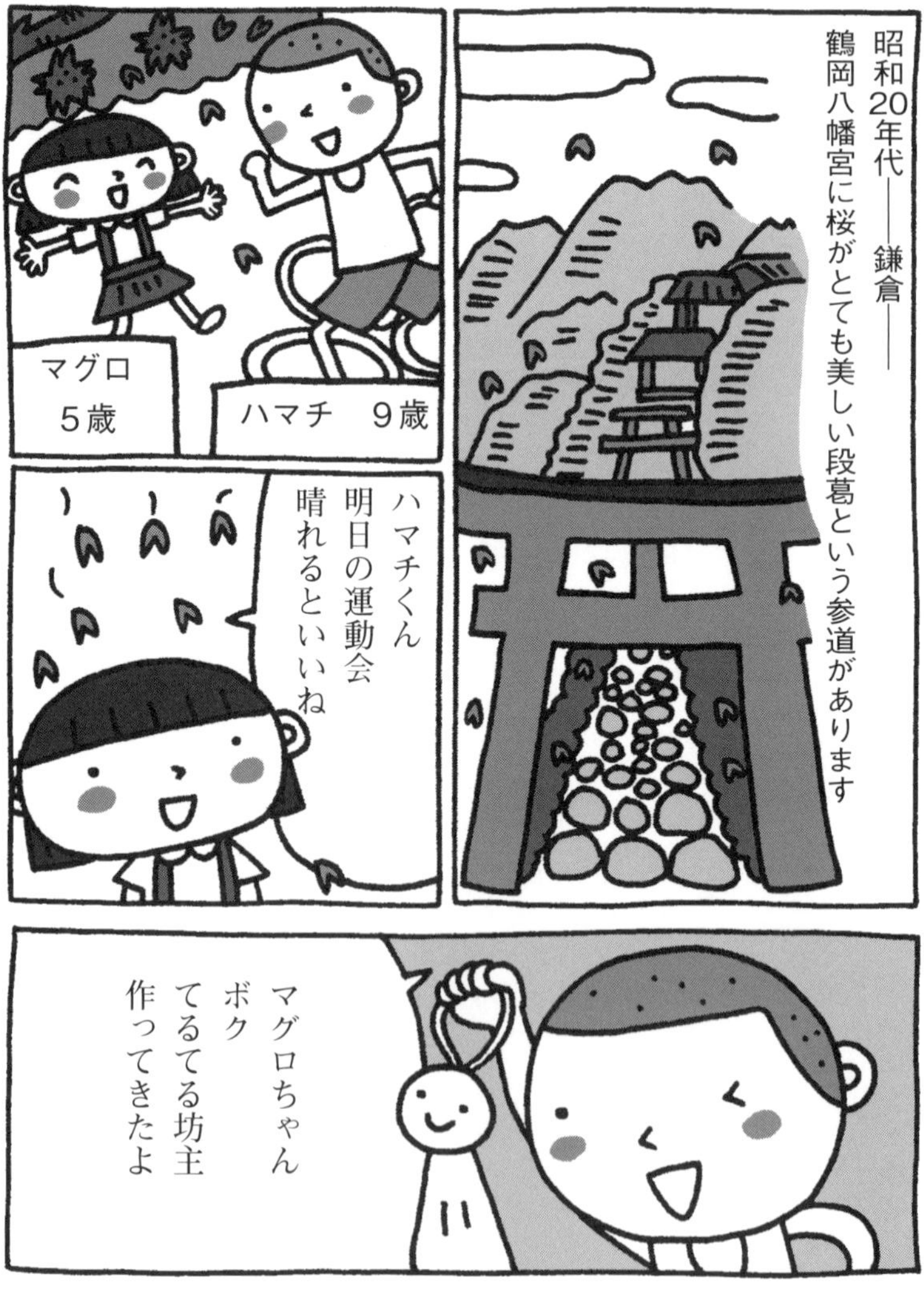
昭和20年代――鎌倉――
鶴岡八幡宮に桜がとても美しい段葛という参道があります
マグロ　5歳
ハマチ　9歳
ハマチくん
明日の運動会
晴れるといいね
マグロちゃん
ボク
てるてる坊主
作ってきたよ

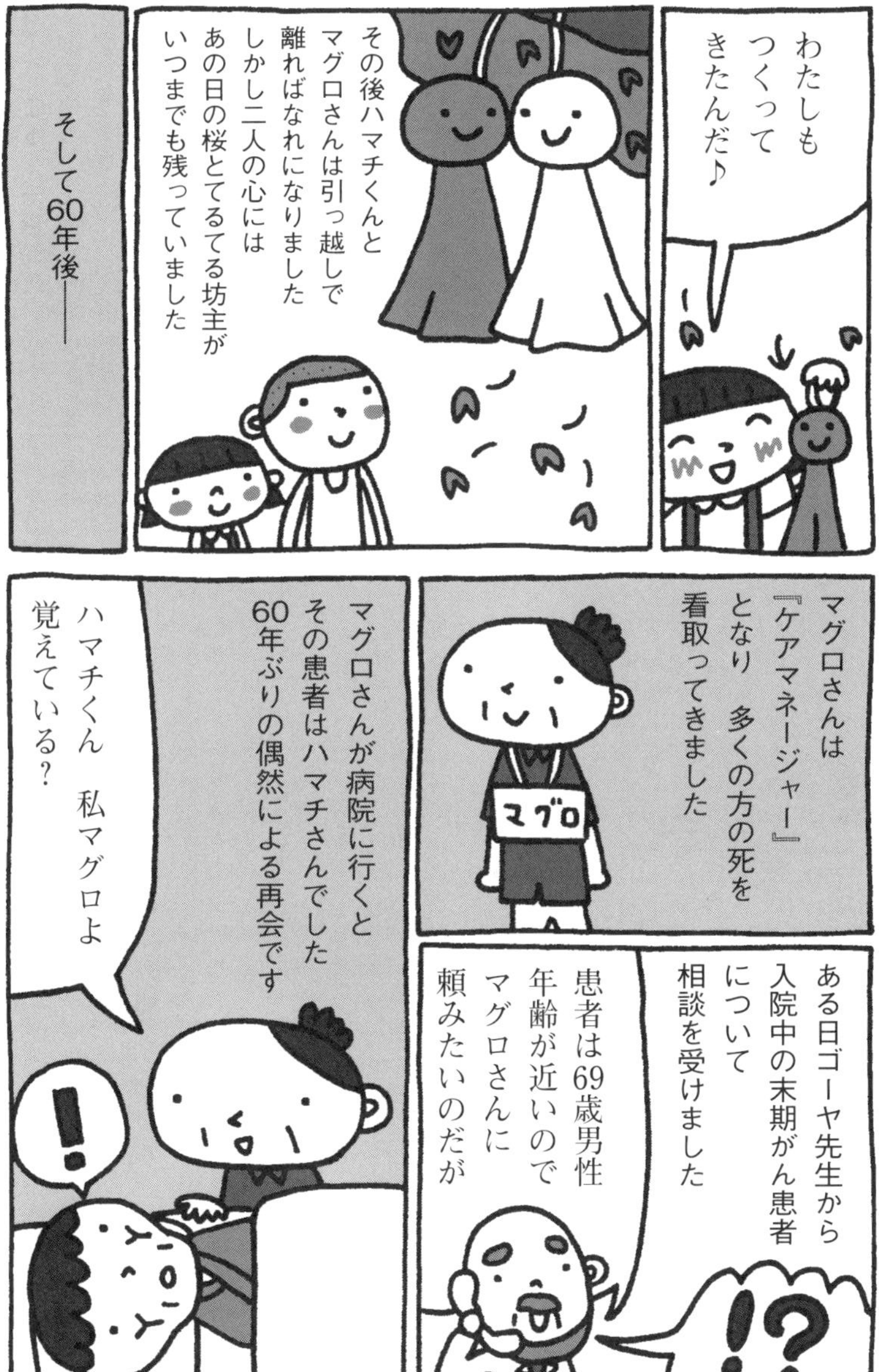

わたしも
つくって
きたんだ♪
その後ハマチくんと
マグロさんは引っ越しで
離ればなれになりました
しかし二人の心には
あの日の桜とてるてる坊主が
いつまでも残っていました
そして60年後――
マグロさんは
『ケアマネージャー』
となり　多くの方の死を
看取ってきました
マグロ
ある日ゴーヤ先生から
入院中の末期がん患者
について
相談を受けました
患者は69歳男性
年齢が近いので
マグロさんに
頼みたいのだが
!?
マグロさんが病院に行くと
その患者はハマチさんでした
60年ぶりの偶然による再会です
ハマチくん　私マグロよ
覚えている？
!

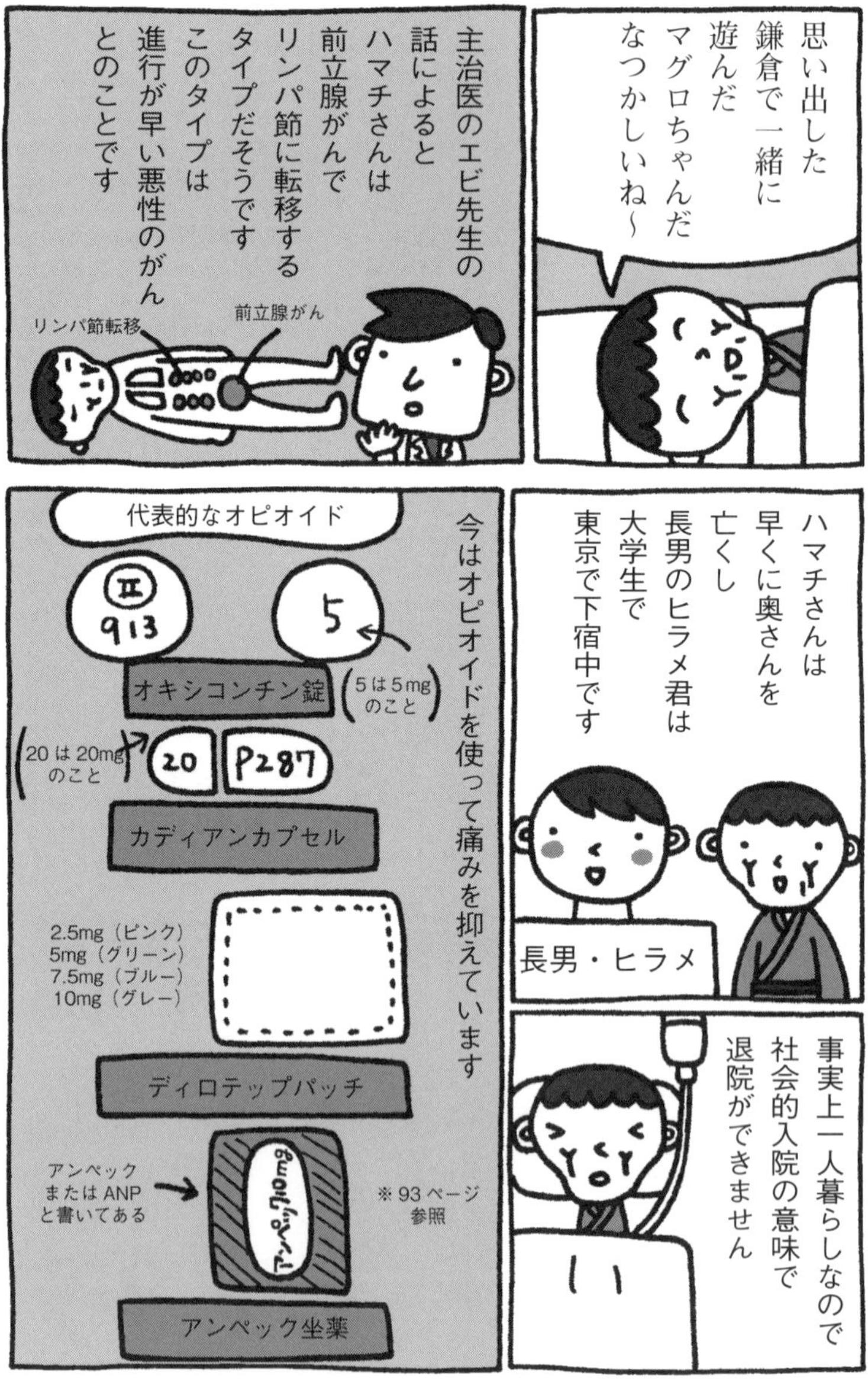
思い出した 鎌倉で一緒に 遊んだ マグロちゃんだ なつかしいね～
主治医のエビ先生の話によると ハマチさんは 前立腺がんで リンパ節に転移する タイプだそうです このタイプは 進行が早い悪性のがん とのことです
前立腺がん
リンパ節転移
ハマチさんは 早くに奥さんを 亡くし 長男のヒラメ君は 大学生で 東京で下宿中です
長男・ヒラメ
事実上一人暮らしなので 社会的入院の意味で 退院ができません
今はオピオイドを使って痛みを抑えています
代表的なオピオイド
913
5
オキシコンチン錠
（5は5mgのこと）
（20は20mgのこと）
20
P287
カディアンカプセル
2.5mg（ピンク）
5mg（グリーン）
7.5mg（ブルー）
10mg（グレー）
ディロテップパッチ
アンペック または ANP と書いてある
※93ページ参照
アンペック坐薬

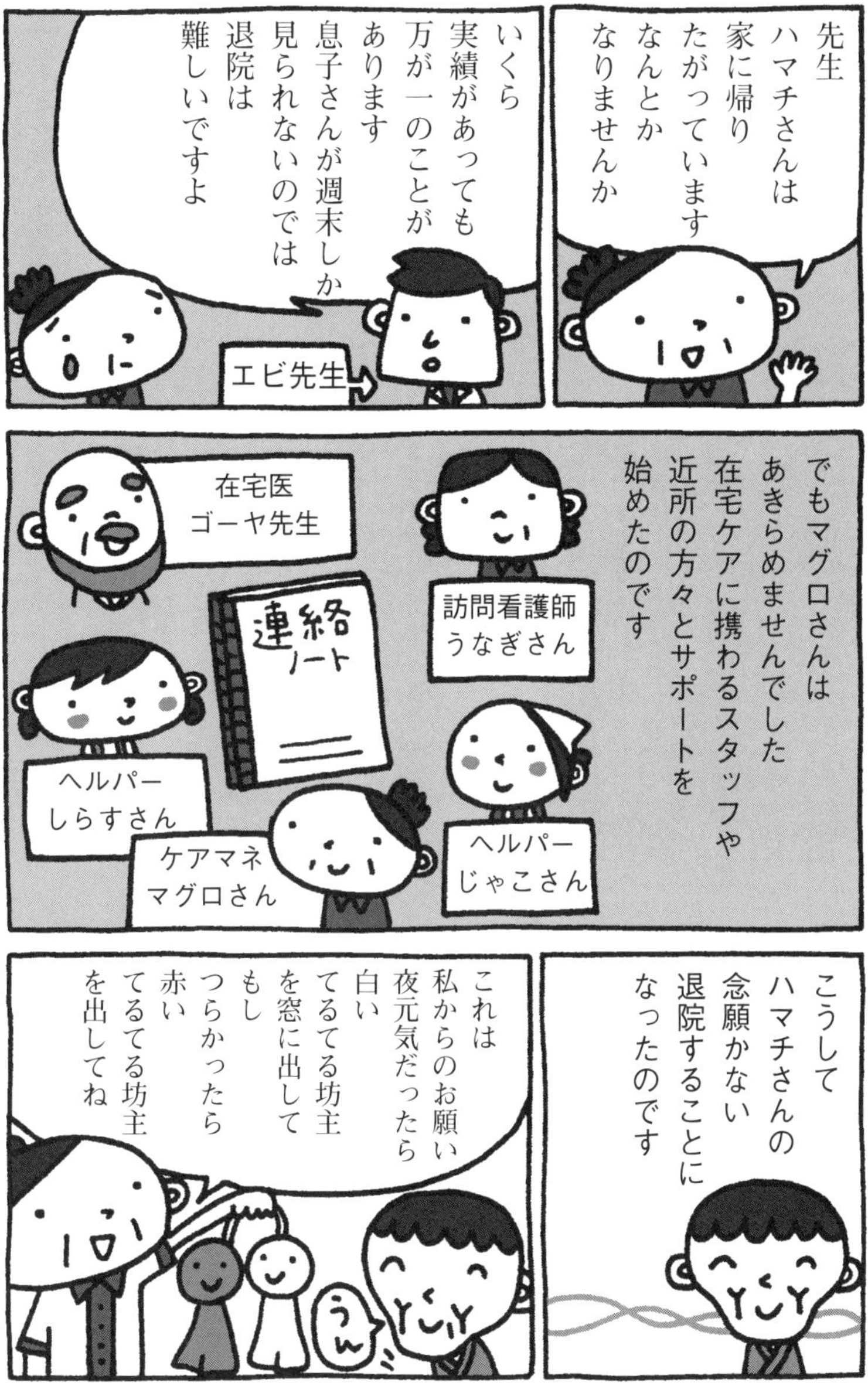
先生
ハマチさんは
家に帰りたがっています
なんとかなりませんか
いくら実績があっても
万が一のことがあります
息子さんが週末しか見られないのでは
退院は難しいですよ
エビ先生
でもマグロさんはあきらめませんでした
在宅ケアに携わるスタッフや近所の方々とサポートを始めたのです
訪問看護師
うなぎさん
在宅医
ゴーヤ先生
連絡ノート
ヘルパー
じゃこさん
ヘルパー
しらすさん
ケアマネ
マグロさん
こうして
ハマチさんの念願かない退院することになったのです
これは私からのお願い
夜元気だったら白いてるてる坊主を窓に出して
もしつらかったら赤いてるてる坊主を出してね
うん

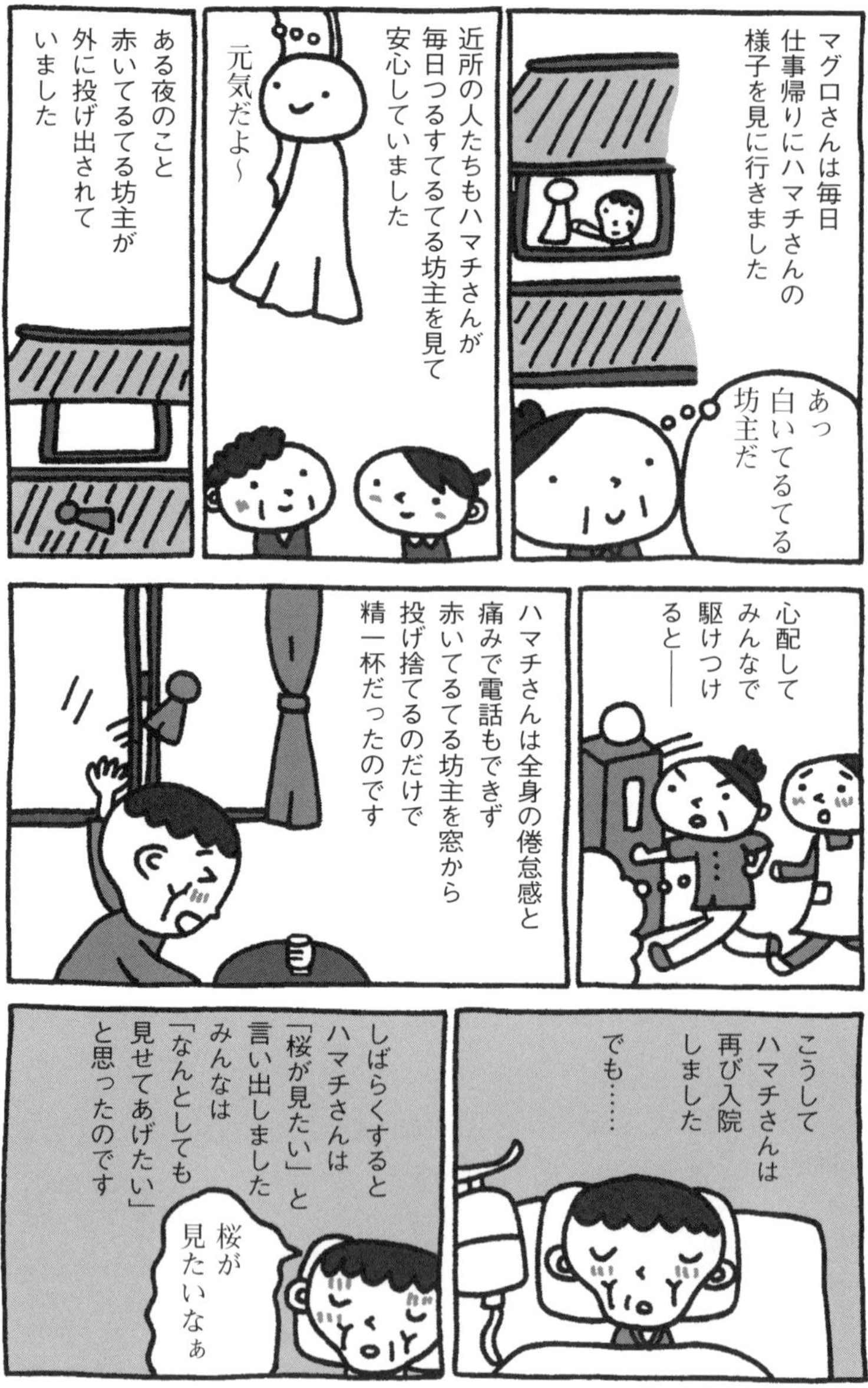
マグロさんは毎日仕事帰りにハマチさんの様子を見に行きました
あっ白いてるてる坊主だ
近所の人たちもハマチさんが毎日つるすてるてる坊主を見て安心していました
元気だよ～
ある夜のこと赤いてるてる坊主が外に投げ出されていました
心配してみんなで駆けつけると――
ハマチさんは全身の倦怠感と痛みで電話もできず赤いてるてる坊主を窓から投げ捨てるのだけで精一杯だったのです
こうしてハマチさんは再び入院しました
でも……
しばらくするとハマチさんは「桜が見たい」と言い出しました
みんなは「なんとしても見せてあげたい」と思ったのです
桜が見たいなぁ

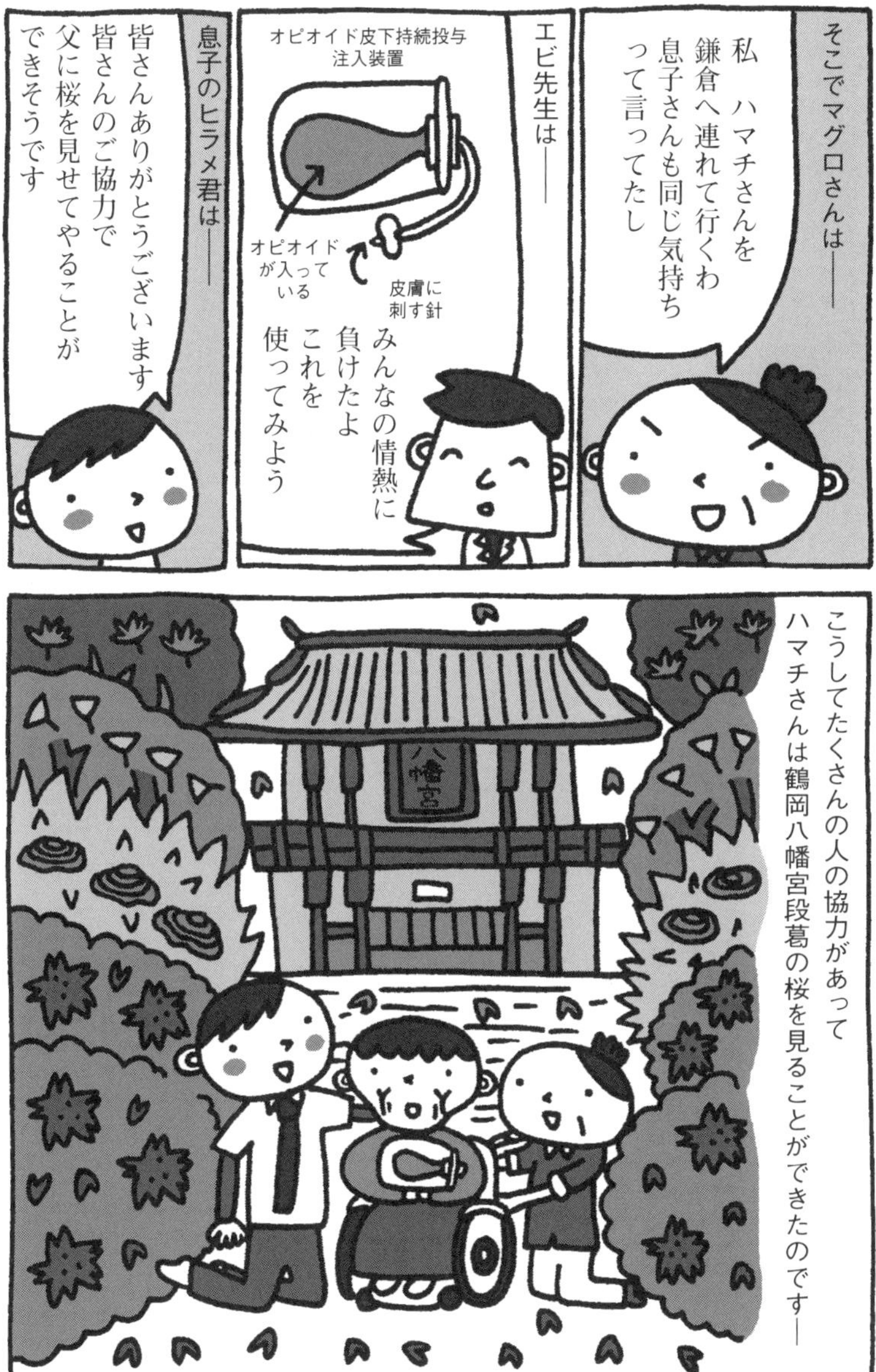
そこでマグロさんは――
私　ハマチさんを
鎌倉へ連れて行くわ
息子さんも同じ気持ち
って言ってたし
エビ先生は――
オピオイド皮下持続投与
注入装置
オピオイドが入っている
皮膚に刺す針
みんなの情熱に
負けたよ
これを
使ってみよう
息子のヒラメ君は――
皆さんありがとうございます
皆さんのご協力で
父に桜を見せてやることが
できそうです
こうしてたくさんの人の協力があって
ハマチさんは鶴岡八幡宮段葛の桜を見ることができたのです――
八幡宮

がんの痛みは全人的

がんの末期の場合にまず問題になるのが、痛みのことです。患部が痛くなるのはもちろんですが、医師の立場ではその痛みを局所的に捉えるのではなく、体全体のもの、そして精神的なものを含め、「**全人的な痛み**」と捉えるようにしています。

がんの痛みは、どの病期にも発生します。そして、すべての痛みが、がん病変によるものとはかぎりません。痛みの80％以上は、2つ以上の痛みが重なって起こっていると言われます。これを、すべて全人的という視点で、本人――医師が捉えていくと、解決の糸口が見つかります。その痛みをコントロールできる方法は、たくさんあるのです。

あなたが痛みを感じたら、あなたの大事な人が痛みを感じていたら、まず主治医に相談しましょう。その上で、いろんな立場の医療従事者にアドバイスを受けることができます。例えば、がんに対する精神カウンセリングを扱う精神科（精神腫瘍医）もあります。精神的支援を含める立場に、がん専門看護師という資格をもった人もいます。さらに、患者さんたちで作る「**支援の会**」もあり、その活動が大いに励みになることもあります。

痛みはこのように評価していきます

①痛みの場所

痛みの場所は絵を書いて示すといいでしょう。90ページをコピーして、例を真似ながら記入してみてください。

②痛みの強さ

痛みの強さは、数字で評価するとわかりやすいです。『一番つらいときを10とすると、今は6ぐらい』と医師へ説明をします。他には、顔の絵から選んだり、直線の中のどこかを示したりします。

③痛みの性質

『ズキズキした痛み』『うずく痛み』『ピリピリした痛み』『焼けるような痛み』『締め付けるような痛み』『ひきつれるような痛み』など、自分の言葉で話して下さい。

④痛みによる影響

痛みにより影響のあった日常生活について話して下さい。たとえば、痛くて眠れないとか、痛くて食欲がないとか、痛みでパニックになるとかです。

【図】痛みの場所を医師へ伝える

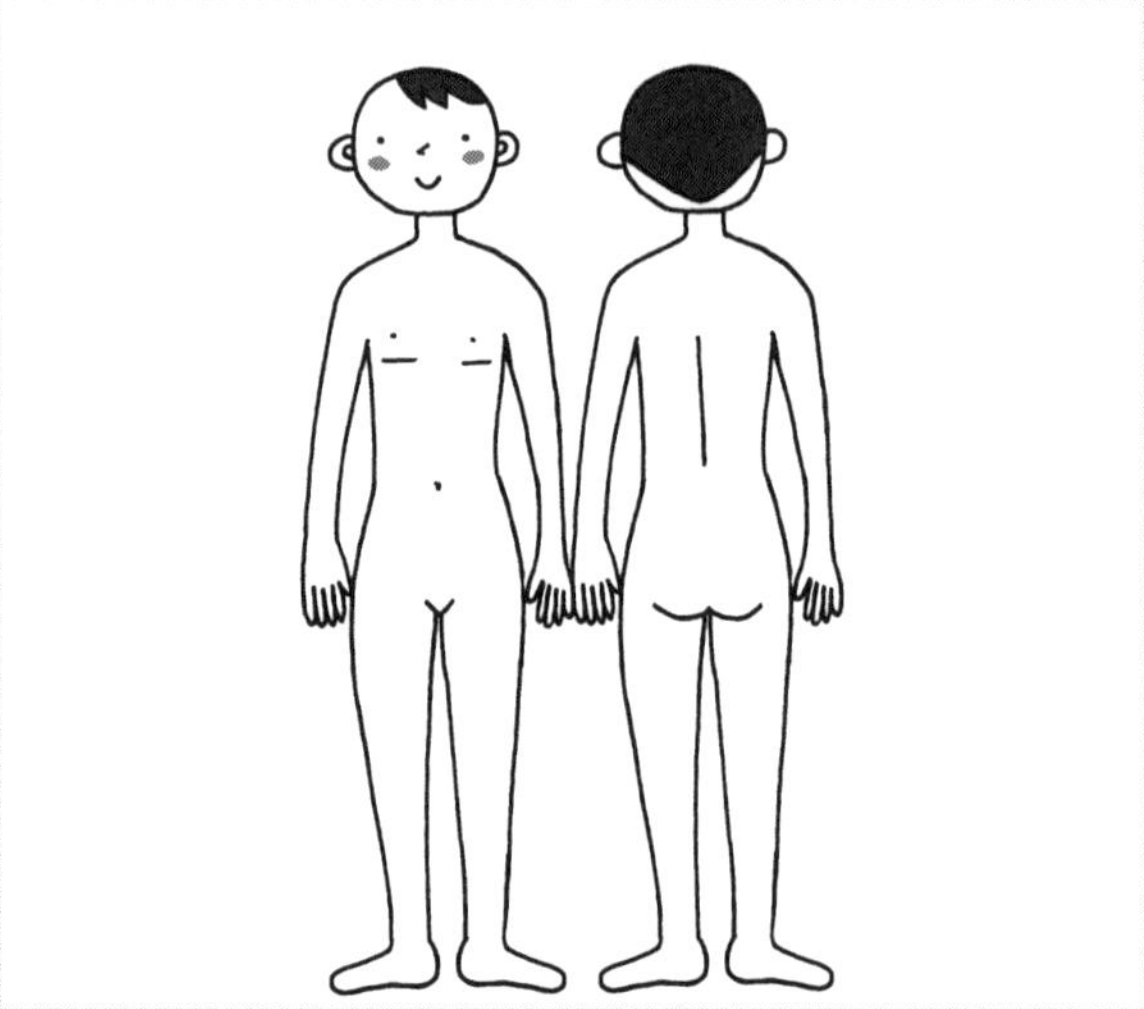

上図をコピーし、下図を参考に痛む箇所を図示しましょう。

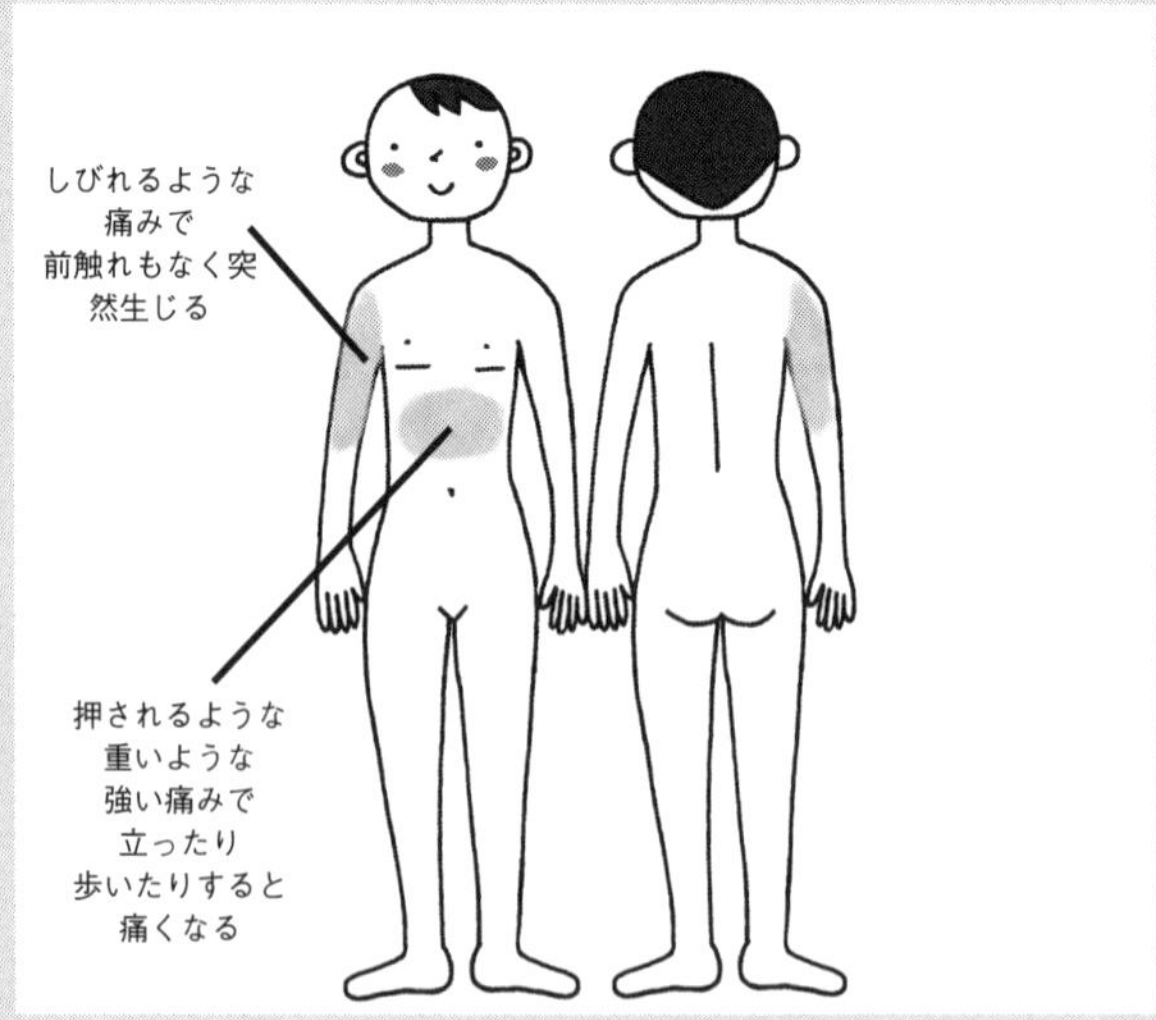
しびれるような
痛みで
前触れもなく突
然生じる
押されるような
重いような
強い痛みで
立ったり
歩いたりすると
痛くなる

【図】痛みの程度を医師へ伝える

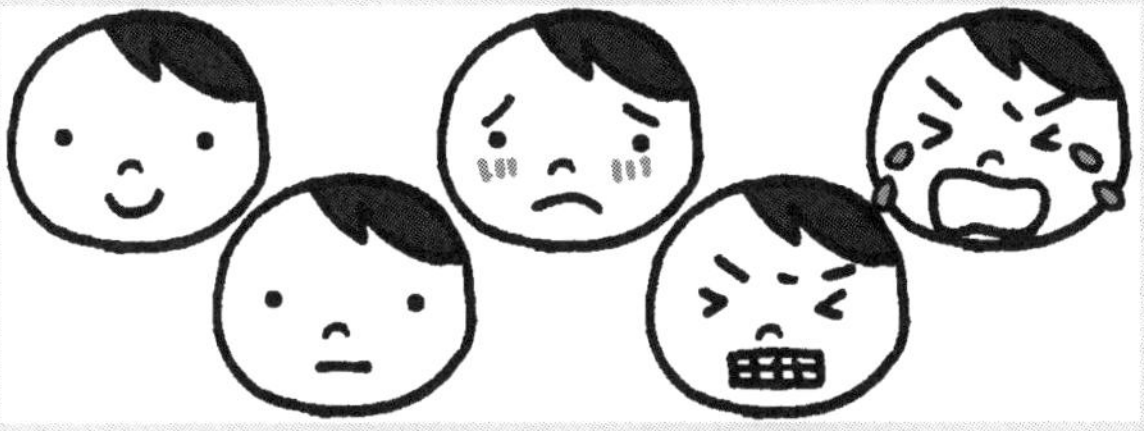

①人の顔を用いて選ぶ方法

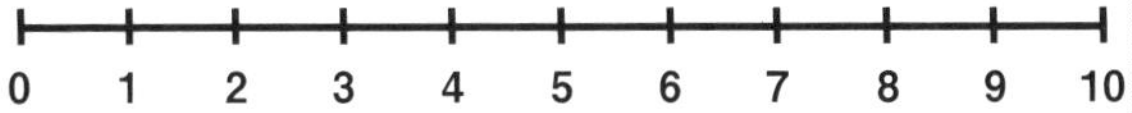

0 1 2 3 4 5 6 7 8 9 10

②0から10までの数字の中から痛みの程度を選ぶ方法

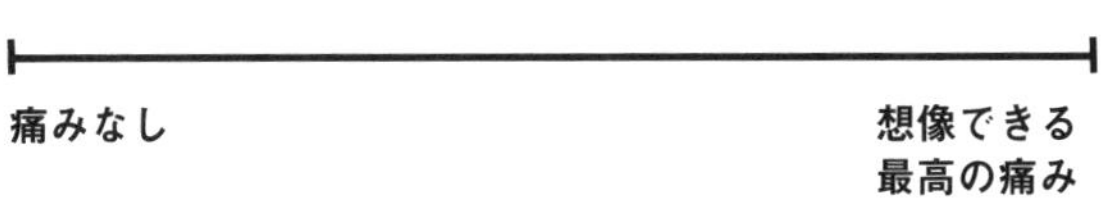

痛みなし
想像できる最高の痛み

③10ｃｍの長さの中から、痛みの程度を選んでいく方法

なお、患者サイドで記入する便利な質問票が、『生活のしやすさに関する質問票』というもので、http://gankanwa.jp/ にて入手できます。

オピオイド（麻薬）ってなんでしょう

がんの疼痛には、当初はＮＳＡＩＤｓ（非ステロイド系消炎鎮痛剤）を用いますが、その効果が不十分だと、**オピオイド**（麻薬）を用います。オピオイドとは、『オピウム（アヘン）類縁物質』という意味で、アヘンに含まれるものがモルヒネ、コデイン。これらをもとに合成したものが、ナロキソン、フェンタニルという医薬品です。

みなさんの間では「麻薬」という言葉がよく知られていますが、医師の間では、「オピオイド」と呼ぶのが一般的です。本書では、基本的にオピオイドという言葉を用い、場合によって「麻薬」と併記します。

オピオイドには、注射で使うもの、**速放性**（処方してすぐに効果が出る）として使うもの、**徐放性**（長時間血中濃度が一定になる＝長時間効果が持続するように調整されている）として使うものという具合に用途によって区別されており、さらに徐放性オピオイドはその作用時間によって、**12時間徐放性**、**24時間徐放性**、**72時間徐放性**の3種類に分けられます。

【表】オピオイドの種類を分類した表と薬の写真

①速放性オピオイド	
ANP®	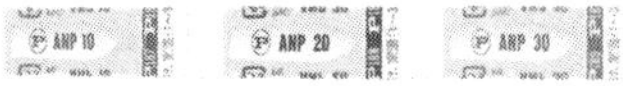
オプソ®	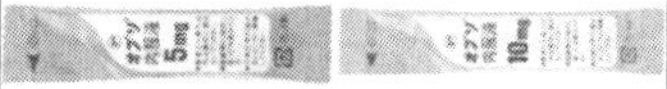

②12時間徐放性オピオイド	
MSコンチン®	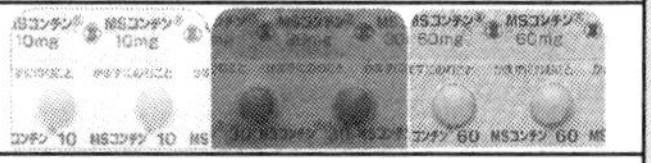
オキシコンチン®	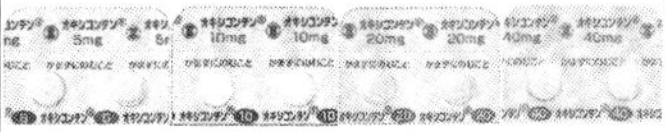
MSツワイスロン®	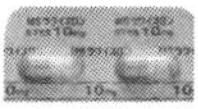
モルペス®	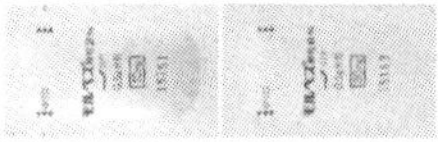

③24時間徐放性オピオイド	
KAD®	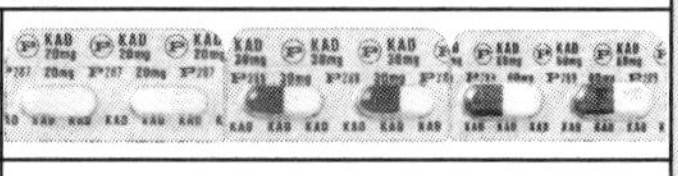
カディアン®	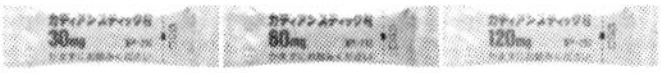
パシーフ®	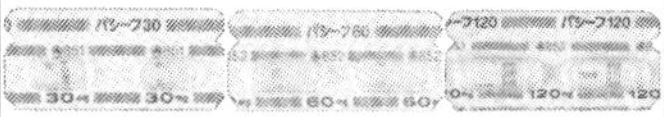
ピーガード®	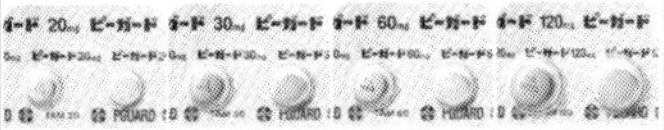

④72時間徐放性オピオイド	
デュロテップ®	

オピオイドの誤解Q＆A

質問１：オピオイドは始めたらやめることができなくなりますか？
回答：オピオイドは始めても徐々に減らすことで、安全にやめることができます。
質問２：オピオイドに依存性はありますか？
回答：痛みがある人が使用する場合、精神的依存はほとんどありません。
質問３：オピオイドは早くから始めると効かなくなりますか？
回答：有効限界はありませんので、効かなくなるということはありません。
質問４：オピオイドを使用すると何もできなくなりますか？
回答：このような場合のオピオイドは過剰投与である場合が多いのです。適量にすれば、痛みが回避された分、以前より多くのことができるようになります。
質問５：呼吸抑制が起こるので呼吸の状態の悪い人には使えないですか？
回答：オピオイドは呼吸困難の苦しみも取り除くことができます。
質問６：副作用が強いので続けられないと聞きますが？
回答：便秘などの副作用がありますが、その対策を立てればいいのです。

質問7：オピオイドはすべての痛みに効果がありますか？

回答：神経障害による痛みや、心の痛みには効果がありません。神経には神経ブロック、心にはスピリチュアル・ケア、メンタル・ケアが必要です。

質問8：オピオイドを痛いときだけ飲むのはどうですか？

回答：オピオイドをできるだけ飲みたくないと「痛いときだけ飲みたい」という意見はよく聞きます。しかし、痛いときだけオピオイドを飲むということは、実は痛みを感じるまで待ってしまうことになり、それが原因で痛みを感じやすくなってしまうのです。これを、痛みの〝**閾値《いきち》が下がる**〟といいます。そこで、定期的にオピオイドを内服しておくことで、痛みを感じやすくなるのを防ぎます。これを、痛みの〝**閾値が上がる**〟といいます。指示通り定期的に飲むことで、結果的にオピオイドの量を少なくすることが可能なのです。

質問9：食事がとれないときにオピオイドを飲んでもいいのですか？

回答：オピオイドは食事に関係なく飲むことができます。たとえば、胃カメラなどで食事を抜くような状況でも飲むことができます。このような場合は検査をする医師に相談をしてみてください。

手軽なオピオイドの持続皮下投与

がんの進行に伴い疼痛が出現します。このときに、飲み薬のオピオイドを使用しますが、どうしても飲み薬だと吐き気がするとか、大量に投与できないなどの問題が出てきます。

そこで、入院をして点滴をします。この点滴は静脈に留置針という人体に影響のないプラスチック様のものを入れてテープで固定します。そして、この点滴の中に塩酸モルヒネというオピオイドを入れておきます。多くの場合、塩酸モルヒネは24時間連続して投与することが多いです。このため、この点滴用の留置針が挿入されオピオイドの投与が始まると、入院にて経過を見ていくことになります。

さて、この塩酸モルヒネの点滴のための入院ですが、その時期は自宅で過ごせる最期の体力が残っていた時期であることが多いです。その後は、ますます体力が低下して塩酸モルヒネの量は増えて、食事もとれなくなってきます。だから、この時期に、「まだ体力が回復していないこの時期に退院なんて、自宅で過ごせない」と思い込むあまり、せっかくのチャンスを逃して自宅に帰れないまま旅立ってしまうケースがあるのです。これを後悔する遺族も少なくありません。

そこで、提案するのが「**持続皮下投与**」です。次のページに具体的に写真を載せました。

まず、**インフューザーポンプ**という携帯型ポンプを準備します。ポンプといっても大袈裟な精密機械でなく、ゴムの風船が入っている程度のものです。このポンプにはさまざまなものがあり、1時間あたり2ml注入できるものもあります。この中に生理食塩水で溶かした塩酸モルヒネを入れます。そして、皮下に挿す針には27Gという赤ちゃんに用いるような細くて痛みのほとんどないものが使用できます。

これを、乳房の皮下に注射しているのが次の写真です。乳房ですから、針のささっている違和感が小さく、テープをはれば自由に動くこともできます。お風呂に入るときは、針をぬいて、風呂のあとで自分でまた挿せばいいのです。

この方法により、自宅でくつろぎながら、高濃度の塩酸モルヒネを注入することができます。あたかも入院しているような治療が、自宅でできる可能性があるのです。

【図】オピオイドの持続皮下注入の実例写真

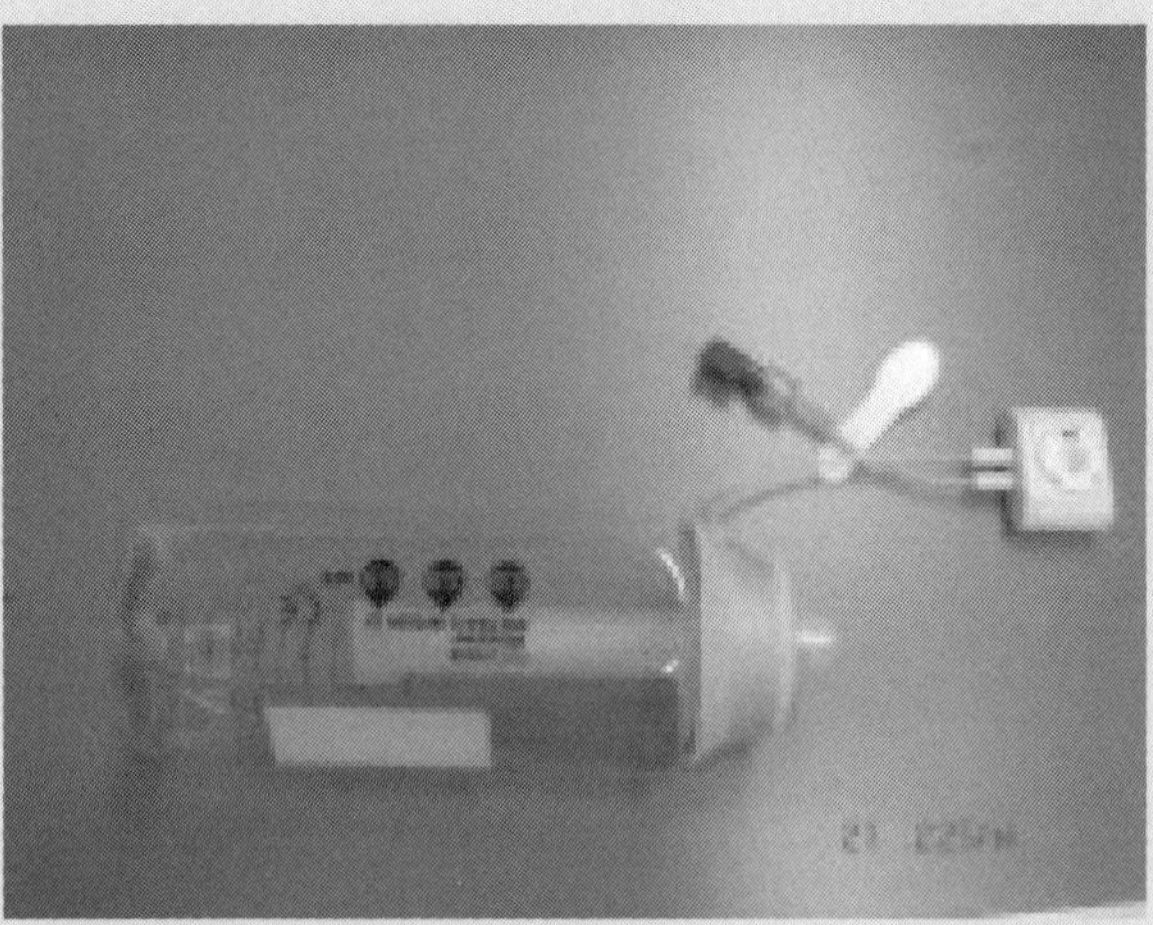

持続皮下注入に使用する携帯用ポンプ（インフューザーポンプ）です。

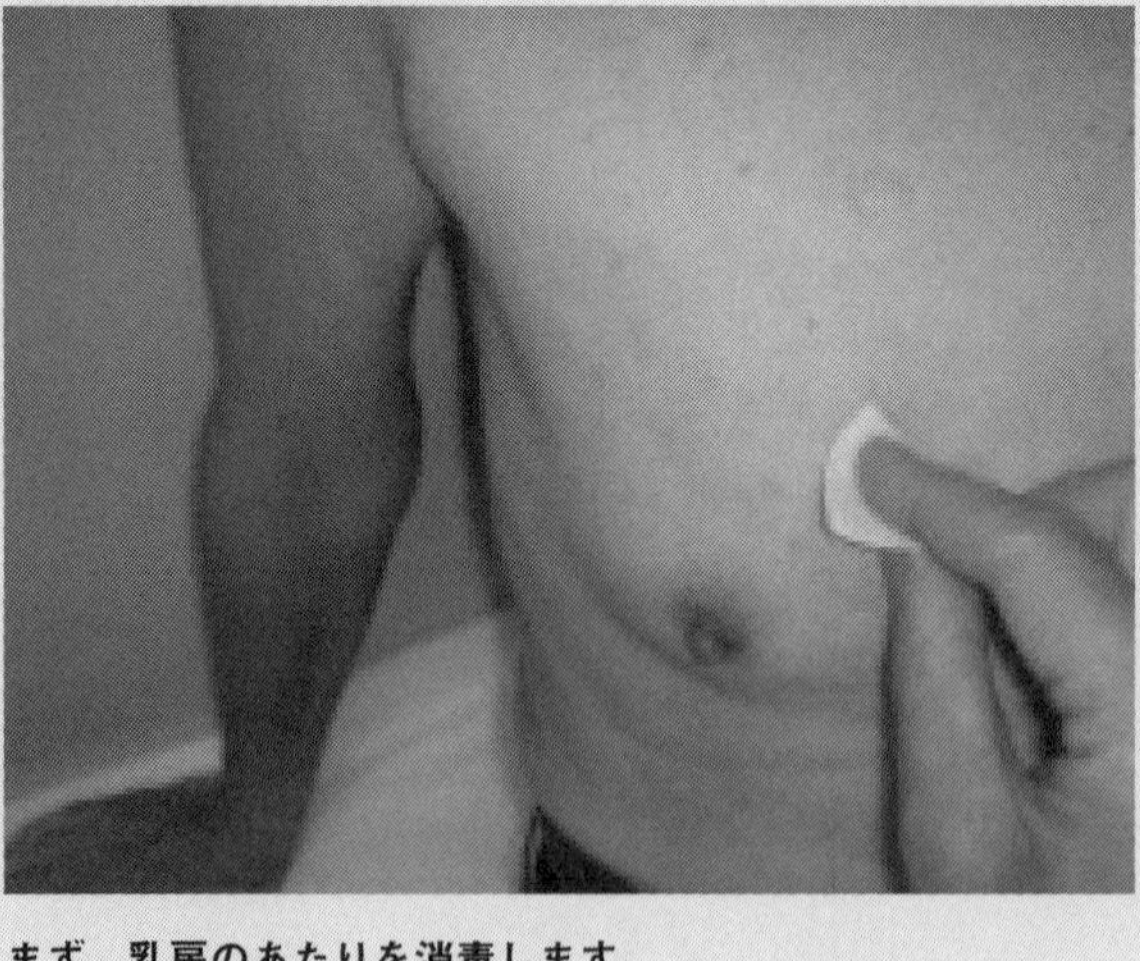

まず、乳房のあたりを消毒します。

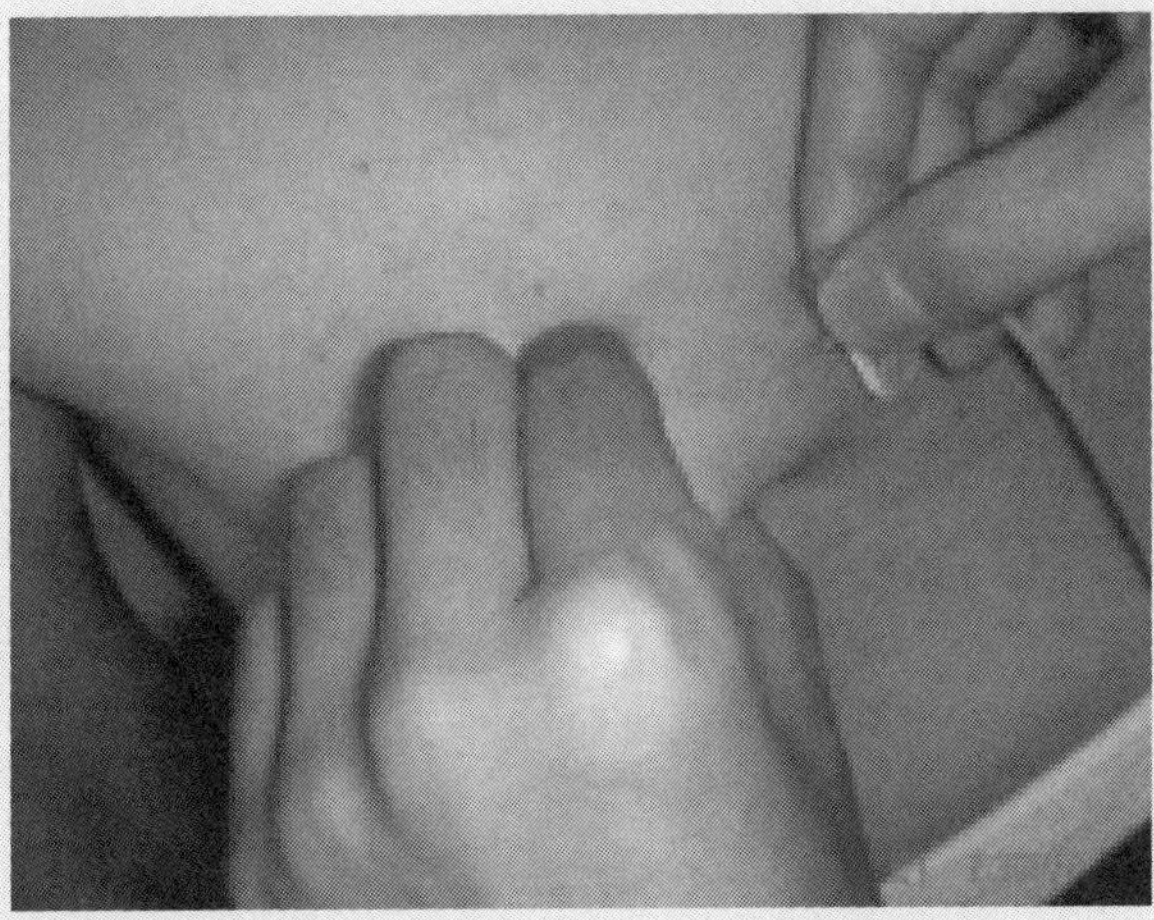

次にポンプに接続した注射針をさします。大変細いものです。

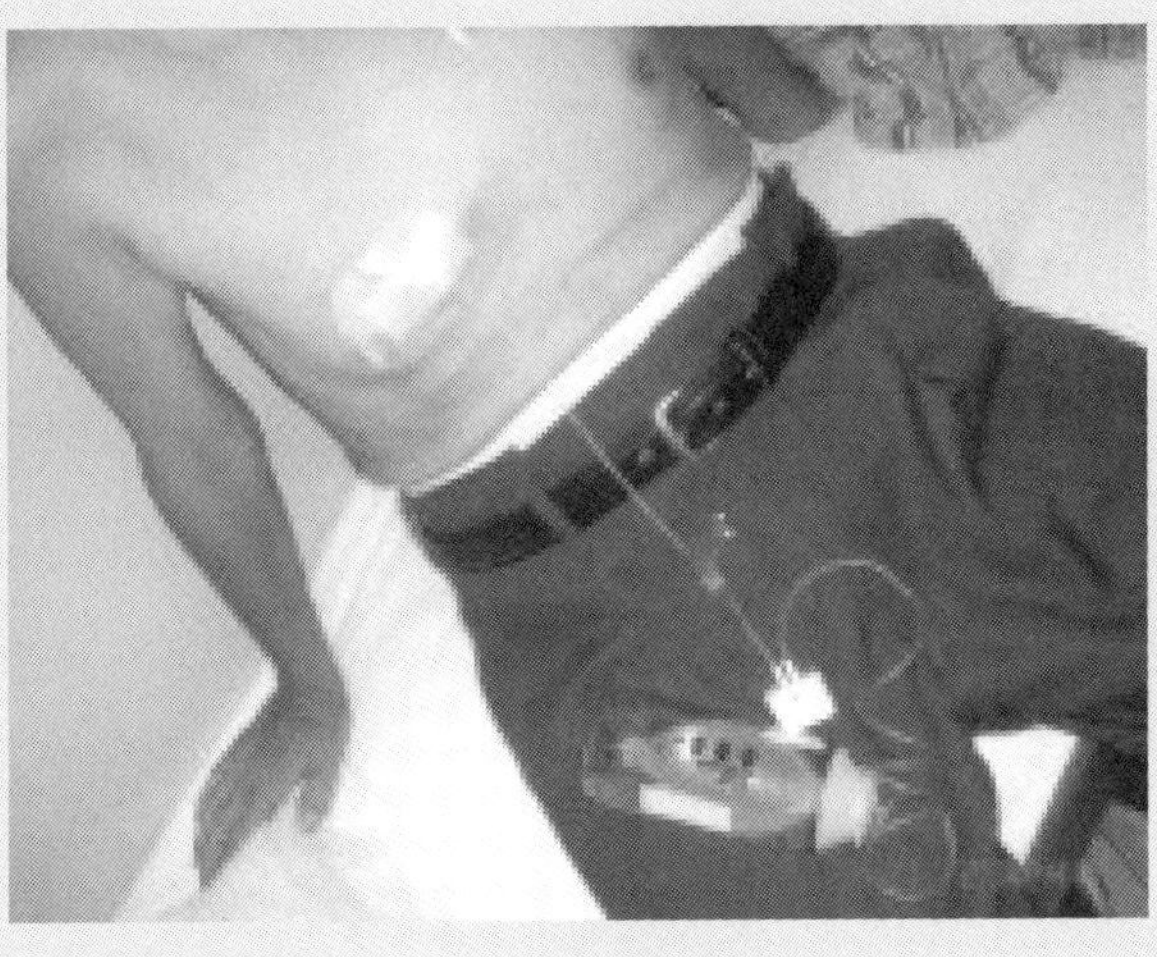

針をさしたところにテープをはって終了です。

オピオイドの処方

１９８６年、ＷＨＯ（世界保健機関）は、がんの痛み治療の指針として、鎮痛剤の選択順序を示す階段図（ラダー）を発表しました。これを**ＷＨＯ三段階除痛ラダー**といいます。具体的には、はじめに非ステロイド系消炎鎮痛剤を用い、効果が出なくなるとオピオイドに移行するというもので、多くの医師がこれを目安に鎮痛剤を処方しています。

これから、実際の鎮痛剤の処方例を紹介していきます。

まず、オピオイドを導入することを決めたら、ゆっくり効くタイプ（徐放性製剤）を定期投与します。『毎食後』とか『疼痛時』ではなく、時間をきめて定期的に開始します。飲み薬のオピオイドでは、制吐薬を併用し、２週間後に吐き気がなければ中止します。

痛みが悪化した場合に、急きょ対処するためのオピオイドを**レスキュー**といいます。レスキューには、徐放性製剤と同じ種類ですぐ効くタイプ（速放性製剤）を使います。レスキューは定期に使用する麻薬（オピオイド）の１日内服量の約1/6です（１０２頁表）。

持続皮下注・持続静脈注の場合は、持続投与の１分量を早送りすると、レスキューになります。効果がないときは、１・５から2時間分を使用することもあります。

<table>
<tr><td colspan="3">例1）　経口投与（1）オキシコドン
（オキシコドンが他のオピオイドと異なるのは、高用量で神経性の疼痛にも効くことが実験の結果により期待されていること。呼吸困難や咳嗽については、論議中。便秘や吐き気などの副作用は少ないとされる）</td></tr>
<tr><td colspan="2">エトドラグ（ハイペン®）</td><td rowspan="2">（200mｇ）２錠
分２（12時間ごと）</td></tr>
<tr><td colspan="2">非ステロイド性の消炎・鎮痛剤</td></tr>
<tr><td colspan="2">オキシコドン徐放錠（オキシコンチン®）</td><td rowspan="2">（５mｇ）２錠
分２（12時間ごと）</td></tr>
<tr><td colspan="2">オキシコンチンの徐放性製剤</td></tr>
<tr><td colspan="2">プロクロルペラジン（ノバミン®）</td><td rowspan="2">（５mｇ）２～３錠
分２～３（８～12時間ごと）</td></tr>
<tr><td colspan="2">気分を落ち着かせる薬</td></tr>
<tr><td colspan="2">酸化マグネシウム</td><td rowspan="2">1.5ｇ　分3（8時間ごと）</td></tr>
<tr><td colspan="2">便秘になるので、下剤を併用</td></tr>
<tr><td rowspan="2">疼痛時</td><td>オキシコドン散（オキノーム®）</td><td rowspan="2">（2.5mｇ）1包　１時間あけて
１日４回まで</td></tr>
<tr><td>オキシコンチンの速放性製剤（レスキュー）</td></tr>
<tr><td colspan="3">例2）　経口投与（2）モルヒネ
（モルヒネは以前からあるオピオイドで、使いなれた医師が多い）</td></tr>
<tr><td colspan="2">ロキソプロフェンナトリウム（ロキソニン®）</td><td rowspan="2">（60mｇ）３錠
分３（８時間ごと）</td></tr>
<tr><td colspan="2">非ステロイド性の消炎・鎮痛剤</td></tr>
<tr><td colspan="2">硫酸モルヒネ徐放錠（ＭＳコンチン®）</td><td rowspan="2">（10mｇ）２錠
分２（12時間ごと）</td></tr>
<tr><td colspan="2">モルヒネの徐放性製剤</td></tr>
<tr><td colspan="2">プロクロルペラジン（ノバミン®）</td><td rowspan="2">（５mｇ）２～３錠
分２～３（８～12時間ごと）</td></tr>
<tr><td colspan="2">気分を落ち着かせる薬</td></tr>
<tr><td colspan="2">酸化マグネシウム</td><td rowspan="2">1.5ｇ　分3（8時間ごと）</td></tr>
<tr><td colspan="2">便秘になるので、下剤を併用</td></tr>
<tr><td rowspan="2">疼痛時</td><td>硫酸モルヒネ液</td><td rowspan="2">（5mｇ）1包　１時間あけて
１日４回まで</td></tr>
<tr><td>モルヒネの速放性製剤（レスキュー）</td></tr>
</table>

<table>
<tr><td colspan="4">例3）　経口投与（3）コデイン
（コデインも以前からあるオピオイドで、議論はあるが鎮咳によく使われる）</td></tr>
<tr><td colspan="2">アセトアミノフェン
広く用いられる解熱鎮痛薬</td><td>2400mg</td><td rowspan="3">これらを分4
（6時間ごと）</td></tr>
<tr><td colspan="2">コデインリン酸塩錠</td><td>（20mg）4錠</td></tr>
<tr><td colspan="2">プロクロルペラジン
気分を落ち着かせる薬</td><td>（5mg）2錠</td></tr>
<tr><td colspan="2">酸化マグネシウム
便秘になるので、下剤を併用</td><td colspan="2">1.5ｇ　分3（8時間ごと）</td></tr>
<tr><td>疼痛時</td><td>コデインリン酸塩錠</td><td colspan="2">（20ｍｇ）1錠追加
1時間あけて　1日4回まで</td></tr>
<tr><td colspan="4">例4）座薬</td></tr>
<tr><td colspan="2">ジクロフェナクナトリウム（ボルタレン®）座薬
手術のあとなどの疼痛に用いる有名な非ステロイド炎症薬</td><td>（25mg）3個／日</td><td rowspan="2">これらを分3
（8時間ごと）</td></tr>
<tr><td colspan="2">塩酸モルヒネ坐薬（アンペック®）</td><td>（10mg）1.5個／日</td></tr>
<tr><td>疼痛時</td><td>塩酸モルヒネ坐薬</td><td colspan="2">1回分追加
1時間あけて　1日3回まで</td></tr>
</table>

［表］医師によるレスキュー処方例

定期オピオイド				レスキュー		
モルヒネ（mg/日）	オキシコドン錠（mg/日）	フェンタニルパッチ（mg/3日）	フェンタニルMTパッチ（mg/3日）	モルヒネ 経口	モルヒネ 坐薬	オキシコドン散
	10					2.5
20	15			5	5	2.5
30	20		2.1	5	5	2.5
40	30			5	5	5
60	40	2.5	4.2	10	5	5
90	60			15	10	10
120	80	5	8.4	20	10	15
180	120	7.5	12.6	30	20	20
240	180	10	16.8	40	20	30

オピオイドの副作用①　便秘対策

内服用のオピオイドには副作用がいくつかあります。ただ、注意点を守れば安全に使用できます。

オピオイドの副作用として、まず**便秘**があげられます。最初にオピオイドを投与する際に、医師から『排便はどうですか?』と必ず聞かれますから、日常の排便状況について説明できるようにしておくといいでしょう。

もし、オピオイド内服中に重症の便秘におちいったら、次の受診まで待たずに、下剤の投与などをお願いしてみましょう。オピオイドが原因の場合は、併せて薬剤を変更したり、摘便の方法を指導されるはずです。

投与される下剤には大きく分けて、便を軟らかくする**浸透圧性下剤**（酸化マグネシウムなど）と、腸蠕動を促す**大腸刺激性下剤**（センナシド、ピコスルファートナトリウム）があります。これらを医師の処方通りに内服してください。

オピオイドの副作用②

眠気対策

オピオイドを内服すると、よく**眠くなる**ことがあります。もちろん眠気の原因がオピオイド以外の場合もあるので、まず医師の診察を受けてください。

その上で、もしオピオイドが原因であれば、オピオイドを減らすことをまず検討し、場合によってはオピオイドの種類を変えたりもします。

ここで、私が看取った患者さんの経験をお話しします。この患者さんは、痛みを和らげるためにオピオイドを処方していたのですが、それが原因による眠気のために、家族との会話もままならなくなっていました。そこで私はオピオイドを中止し、その代わりに一番痛いと訴えていた右足に、毎朝神経ブロックを施しました。おかげで、その患者さんは旅立つ直前まで家族と話ができたのです。

オピオイドについては、効き目と副作用に個人差があるので、それに応じた臨機応変な治療が不可欠と考えます。

オピオイドの副作用③　吐き気

オピオイドを内服すると、**吐き気**を催すことがあります。

吐き気は、がんの骨転移によって起こることがある高カルシウム血症が原因の場合もあるので、診察の際には吐き気とオピオイドの開始・増量の時間経過を調べておいて医師に伝えましょう。

オピオイドが原因の吐き気であれば、まずオピオイドを減らします。

腎臓が悪いときは、代謝産物が体に蓄積しているので、オピオイドを減らしたうえで、脱水を治すための点滴などが役に立ちます。

また吐き気止め（**制吐薬**）も有効です。『動くと気持ちが悪くなる』ときは**ヒスタミン薬**、『食後に気持ちが悪くなる』ときは**消化管ぜん動促進薬**、『1日中気持ちが悪い』ときは**ドーパミン受容体拮抗作用の薬**を用います。

そのほか、オピオイドの変更や、神経ブロックを使うことでオピオイドを中止するのも、他の副作用同様に有効な手段です。

神経ブロック①

足の痛みに坐骨神経ブロック

神経ブロックとは、患部に局所麻酔剤を注射することで、痛みの原因である神経の異常な緊張や興奮を和らげる治療方法です。これにより、その神経が支配している領域の痛みを抑えることができます。特に、オピオイドを投与している理由がこのような神経痛であれば、ブロックで痛みが抑えられるので、オピオイドを減らす、または中止することができます。

具体的には、知覚神経線維をブロックすると患部の疼痛が緩和、運動神経線維をブロックすると筋弛緩作用、交感神経をブロックすると末梢の血管が拡張し血行が改善されます。

まず、有名な坐骨神経ブロックを説明しましょう。坐骨神経は、第4腰神経～第3仙骨神経から形成されていて、臀部から大腿後面へ下降し、腓骨神経と脛骨神経に分かれ、下肢の知覚と運動を担当している人体最大の神経です。坐骨神経の周辺に局所麻酔剤や抗炎症剤を注射することで、足の痛みを取り除きます。私の場合、うつ伏せでおしりに針をいれて注射をします。注射は数秒で終わり、治療後すぐに自宅へ帰れます。

神経ブロック②

肋骨の痛みに肋間神経ブロック

さてここで、神経ブロックが局所麻酔だけ（場合によりステロイドも混注します）と聞くと、一時しのぎのように思うかもしれません。確かに、局所麻酔はほんの1～2時間しか効きません。しかし、末梢神経や交感神経節周囲に局所麻酔が浸潤すると、興奮しすぎて悪玉になった交感神経線維が抑えられて、末梢の血管が拡張し、組織の中の酸素が増えて、悪循環に陥った痛みが断ち切られるのです。

肋間神経ブロックは、肋間神経で、腹臥位か側臥位にて、肋骨を手で触わりながら細い針を挿入します。ここには、大事な血管があるので、血管に傷が付いていないことを確認しながら注射液を1％リドカインまたは0・25％ブピバカインを1箇所につき2～3ml入れます。肋骨を動かすと痛くてたまらない痛みを取り去ることができます。

神経ブロック③

両下肢の痛みに仙骨硬膜外ブロック

骨盤内のリンパ節にがんが転移したり、腰椎や仙骨にがんが転移すると、下肢の痛みを感じます。この痛みは、寝た姿勢から起き上がろうとすると、突然の発作のように足に刺されるような激痛が走るものです。この場合、通常はオピオイドの量を増やして対処するのですが、**仙骨硬膜外ブロック**、**仙骨孔ブロック**ならオピオイドを増やさなくても効果があります。

仙骨硬膜外ブロックは、まずうつ伏せになり、おしりに指をあてます。そして、仙骨口という穴から注射針を挿入して硬膜外腔という空間に麻酔液（リドカイン液）を注入します。麻酔液のみだと、6時間から1日の間、痛みから解放されます。仙骨孔ブロックは、仙骨に左右4つずつある仙骨孔という穴へ直接麻酔液を注入します。下肢の痛みに左右差がある場合、大変少ない量で効果があります。どちらの場合も、血圧の下がりすぎに注意します。自宅では、急に立ち上がると立ちくらみのおそれがあります。

また、保険の適応はありませんが、仙骨硬膜外ブロックにステロイドを注入する方法もあります。この場合は、数日効果のある場合もあります。

【図】神経ブロックの種類と一例

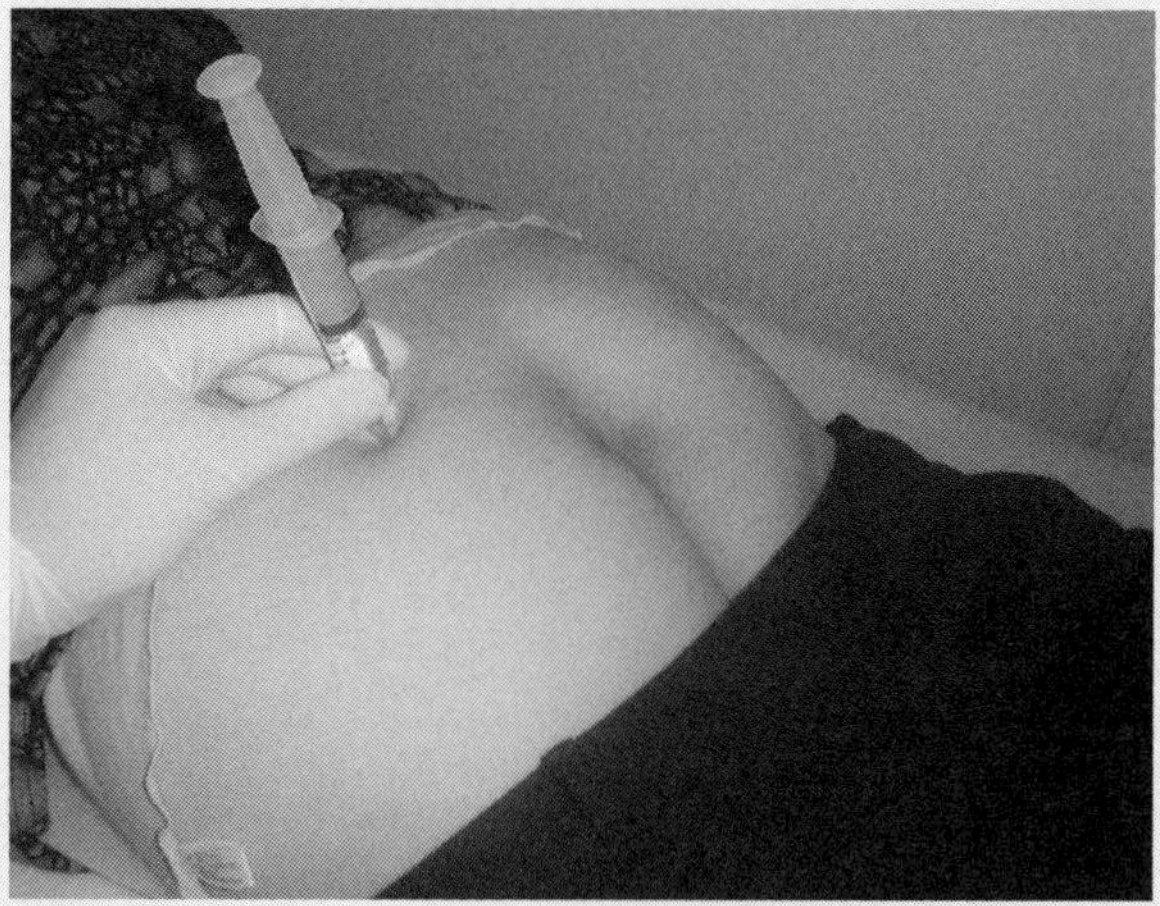

座骨神経ブロック

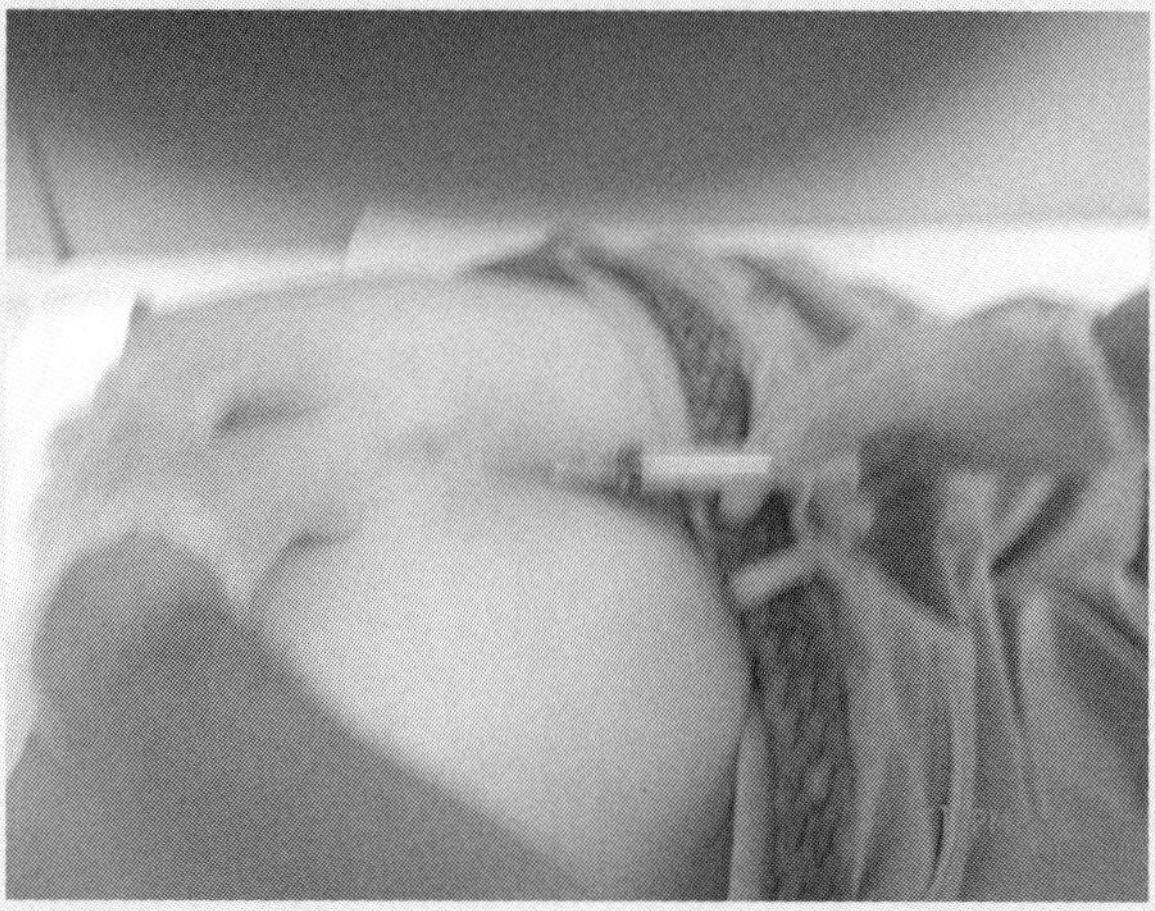

仙骨硬膜外ブロック

抗がん剤も痛み対策に使えます

抗がん剤といえば、がんを縮小する効果がある一方で、激しい嘔吐や副作用で苦しめられるというイメージがあります。しかし、最近では新しい抗がん剤や投与方法が考え出されてきました。

例えば膀胱がんの場合、通常2種類以上の抗がん剤を使用し、一般的にはM―VAC療法（メソトレキセート、ビンブラスチン、アドリアマイシンあるいはその誘導体、シスプラチンの4剤を組み合わせる治療）という治療法が使われます。しかし、結果的に大量の抗がん剤を投与することになるため、副作用をいかに抑えるかがこれまでの大きな課題になっていました。

そこで研究が進められ、タキソール®やジェムザール®といった**新しい抗がん剤**が開発されました。タキソール®は、イチイ（アララギ）という植物の樹皮成分から発見された抗がん剤で、卵巣がん、非小細胞肺がん、乳がん、胃がんで有効性が証明されたものです。タキソール®単独でも、従来の抗がん剤との併用でも、膀胱がんに使える可能性があります。ジェムザール®は、肺がんの約8割を占める非小細胞肺がんと膵臓がんで有効性が証明され、副作用が穏和で効果が高いという特徴があります。ともに、うまく使えばがんの疼痛緩和に役立つ可能性があり、通院で抗がん剤治療ができるようになればと期待されています。

また、**がん休眠療法**（Tumor Dormancy Therapy）という考え方も出てきました。

これは、通常投与する量の抗がん剤に比べて、かなり少量の抗がん剤のみを点滴する方法です。この方法は、がんの撲滅を目的とするのではなく、副作用の軽減が狙いです。そもそも抗がん剤の副作用の原因は、抗がん剤の働きががん細胞だけでなく正常の細胞も抑えてしまうからです。そこで、抗がん剤を少量投与することで、がん細胞も撲滅させない代わりに、正常な細胞を抑えるのも極力ゆるやかにし、それによって副作用を少なくするわけです。

私は、この方法を進行した膀胱がんの患者さんに実施したところ、確かに痛みのないところまでがんを縮小することができ、その患者さんがおだやかに過ごすことができたという症例があります。

痛みや炎症を抑えるコルチコステロイド

コルチコステロイド（副腎皮質ホルモン）は、その名の通り副腎皮質から分泌されるホルモンの総称です。ベタメサゾン（リンデロン®）、デキサメサゾン（デカドロン®）、プレゾニゾロン（プレドニン®）などの種類があり、医薬品としても使用されます。

がんの痛みに対しては、腫瘍周囲の血行が悪くなるために起こる浮腫や炎症を抑える働きがあります。

①脳腫瘍により脳の中に腫瘍があって、脳そのものが圧迫される頭蓋内圧亢進症状
②肝臓に腫瘍があることによる肝臓の痛み
③気道にがんが浸潤することにより生じる痛み
④腸にがんがあるために腸閉塞になることによる痛み
⑤骨に腫瘍があることにより脊髄が圧迫されるために生じる神経の痛みや麻痺
⑥がんが肺を刺激して痰がたまる苦しみ

これらの症状に有効とされています。また、がんによる発熱（腫瘍熱）も改善できます。

その他の痛み対策③

コルチコステロイドのデメリットと有効利用

がんの痛み対策に効果的とされるコルチコステロイドですが、以下のようなデメリットがあるため、主治医がその投与に積極的でない場合があります。

①感染に対する防御機能（免疫能）の低下

②胃潰瘍や十二指腸潰瘍などを引き起こして出血の原因となる

③血糖のコントロールを調節する機能（耐糖能）が異常を来たし、糖尿病を悪化させる

淀川キリスト教病院の池永昌之先生の報告によると、「コルチコステロイドの投与期間が2ヶ月を超えると重篤な副作用が出現する可能性が高くなる」とありました。これを逆手に取れば、医師が余命2ヶ月と考えた場合、痛みの改善を目的に積極的に使うことができるとも言えるのです。

ただ実際の投与にあたっては、副作用対策として、口の中に雑菌（この場合は真菌が増えやすくなります）が繁殖しないようにうがいや抗真菌剤の内服、潰瘍を予防する薬（H2ブロッカー）の投与などを心がけて医師が処方を継続していきます。

その他の痛み対策④

前立腺がんのホルモン治療

前立腺がんは特殊ながんで、男性ホルモンに反応して成長します。

ですから、男性ホルモンを抑える治療をすることで、がんを抑制する対策ができます。

男性ホルモンを抑えるには、一般的には脳から精巣へホルモンを作るように指示するホルモン（**LH－RHホルモン**）の偽物を注射する治療です。毎月もしくは3ヶ月おきに行います。このことで前立腺がんの勢いが止まり、いうなれば、がんが寝てしまった状態になります。この治療により、転移した痛みが改善することが期待できます。

ただ、ホルモンを抑えるわけですから、『急なほてりや全身の汗を感じる』という副作用が起こることがあり、この場合は神経をコントロールする薬を使います。また、男性ホルモンが抑えられると肥満になってくることが多いので、運動と食事管理が大切です。

その他の痛み対策⑤

鎮痛補助薬の皮下注

神経叢浸潤・脊髄浸潤など、びりびり電気が走るような・しびれる・じんじんする痛みは、なかなか抑えにくい場合があります。このときに**鎮痛補助薬**を用います。前にお話ししたステロイドや非ステロイド系消炎鎮痛薬もこの仲間です。

今回は、抗不整脈薬であるキシロカイン（局所麻酔薬でもあります）を用いる場合を説明します。十分な論文根拠がないものや、保険診療が通らないものもありますので、慎重に行うことは言うまでもありません。

内服することができない場合に、キシロカインを注射したらよくなるかどうかチャレンジテストをします。効果があり、副作用がないと判断できたら、1日体重1kgあたりキシロカイン5mgを持続静脈・皮下投与で開始します。軌道に乗れば、1～3日ごとに不整脈、せん妄、眠気のない範囲で、一日体重1kgあたり10→15→20mgまで増量することが可能です。

次のページには、いろいろな鎮痛補助薬を表にしてまとめてみました。

（種類）

作用機序	薬効分類	代表的な薬品
下行抑制系の賦活	抗うつ薬	トリプタノール アモキサン
ナトリウムチャネルの阻害	抗不整脈薬、抗けいれん薬の一部	キシロカイン メキシチール テグレトール
カルシウムチャネルの阻害	抗けいれん薬の一部	ガバペン
GABA 作動薬	抗けいれん薬の一部	リボトリール
NMDA 受容体拮抗薬	静脈麻酔薬	ケタラール
抗炎症作用	ステロイド	リンデロン プレドニン

（使い方）

		眠気を許容する	眠気を避けたい
内服できる	いずれのしびれでも可能	・リボトリール（0.5mg）1錠眠前で開始 ・1〜3日ごとに眠気のない範囲で1mg 眠前→ 1.5mg 眠前まで増量	・ガバペン（200mg）1錠眠前で開始 ・1〜3日ごとに眠気のない範囲で400mg 眠前→ 600mg 分3 → 800mg 分4 → 1200mg　分4 まで増量
	突然びりびり電気が走る痛みがくる	・テグレトール（200mg）1錠眠前で開始。 ・1〜3日毎に眠気のない範囲で、300mg 眠前→ 400mg 夕・眠前→ 600mg 夕・眠前まで増量 ・骨髄抑制があるので、化学療法中の患者には使用しない	・デパケンR（200mg）1錠眠前で開始。 ・1〜3日毎に眠気のない範囲で400mg　分2 → 600mg 分2 → 800mg 分2 まで増量 ・高アンモニア血症に注意

	持続的にしびれる・じんじんする	・トリプタノール・アモキサン（10mg）1錠眠前で開始 ・1～3日ごとに眠気・便秘・せん妄のない範囲で、20mg 眠前→30mg 夕・眠前→ 50mg 夕・眠前まで増量。 ・口渇・精神症状・便秘の頻度が高いので、全身状態の悪い患者は用いない	・メキシチール（100mg）3 カプセル分3 で開始 ・胃部不快の予防のため胃薬を併用する
内服できない		・ケタラール20mg/日・持続静脈・皮下注にて開始 ・1～3日ごとにせん妄、眠気のない範囲で、20 →50→70→100→120→150→200mg/日まで増量 ・せん妄，けいれん（脳圧亢進），分泌物の増加が認められれば中止	・キシロカイン5mg/kg/日持続静脈・皮下投与で開始 ・1～3日ごとに不整脈、せん妄、眠気のない範囲で、10→15→20mg/kg/日まで増量 ・少量投与でもリドカイン中毒の報告があるため血中濃度を測定。けいれん、精神症状、不整脈、徐脈を生じれば中止。

漢方薬

漢方薬の中には『**補剤**』というグループがあります。足りないものを補うという意味で、体力をつける目的に役立ちます。

補剤には、**補中益気湯**、**十全大補湯**、**人参養栄湯**、**六君子湯**などがあります。それぞれに特徴がありますが、がんに伴う消耗状態に対して、食欲の増進、全身倦怠感改善、体力をつける目的で使用します。鋭さはありませんが、副作用が少なく、緩やかに支えてくれます。

では、それぞれの症状にあわせた漢方を紹介しましょう。

①進行性の消耗～体力減少、全身倦怠感、食欲不振

補中益気湯、十全大補湯、人参養栄湯

②感冒

初期に使うもの＝葛根湯、麻黄湯、桂枝湯など（葛根湯はよく使われる。桂枝湯はインフルエンザにもよく使われる）

熱感より悪感・だるさが強い人＝麻黄附子細辛湯

③こむらがえり、冷え性などの末梢循環不全

芍薬甘草湯（短時間で効果が出て、頻用も可能）

足の冷えが誘因の場合は、牛車腎気丸などで改善する場合があります。

④排便異常

一般的な下剤でうまくコントロールがつかない場合＝大黄甘草湯や調胃承気湯

過敏性腸症候群の場合＝桂枝加芍薬大黄湯

⑤痛みに対して

軽度の痛み＝牛車腎気丸、附子、芍薬甘草湯、防已黄耆湯

その他の痛み対策⑦

腹腔―静脈シャント

人間のおなかには腹膜という膜があります。この腹膜にがんが転移することを、**腹膜播種**といいます。腹膜播種をすると腹水がたまり、おなかが張って苦しくなる場合があります。一般的には、おなかに針をさして腹水を抜き取りますが、それでもあとからあとから腹水がたまるし、抜いたあとの倦怠感があります。

このような場合に考案されたのが、**腹腔―静脈シャント**（デンバーシャント）というものです。これは、腹腔と上大静脈をチューブでつないで、腹水を静脈へ戻す方法です。チューブは皮下にありますので、外からも見えません。

ただし、この方法は万能ではありません。詰まることもあるし、設置困難なこともあります。あくまでも、ひとつのアイデアとして提案されるでしょう。

その他の痛み対策⑧

骨の痛みに、ラジオ波と骨セメント

骨の転移の痛みのある場合に、ラジオ波で骨のがん細胞を焼き、焼け跡に骨セメントを充填することで、痛みを治すことができる場合があります。

ラジオ波とは、その名の通りラジオに使われる電磁波ですが、そのうち比較的高周波な電波を、最近では医療用に使うこともあります。2004年に保険診療が適用されて以降、切らずに治療が可能ということで急速に広がっています。

具体的には、CTなどで観察をしながらがんの組織に電極を挿入し、ラジオ波を流すとその熱でがん細胞を焼き殺すものです。あたかも、電子レンジに肉をいれて、チンすると肉が焼きあがる感じです。この電子レンジで、がんのみを焼き殺すのです。

また、病的に骨折してしまった骨に、針を刺して骨セメントを注入して骨を補強する方法を、『**経皮的椎体形成術**』といいます。

効果には、個人差があります。

骨転移を防ぐビスフォスネート剤

乳がんや前立腺がんの骨転移の場合に使える方法です。

ビスフォスネート剤は、もともと骨粗鬆症に用いる治療薬です。がんは、骨に転移するときに、骨の中にある破骨細胞を活性化します。この破骨細胞が骨を破壊してスペースを作り、そこにがん細胞が集団でつくことで転移が成立します。そして、転移したがんは、また破骨細胞を活性化して、骨の新たな部分を破壊して次の転移のスペースを作ります。ビスフォスネート剤は、この破骨細胞の活性化を防ぐ役割があるのです。

実際の投与方法は、月に1回の割合で点滴をします。最初の投与の際は発熱がある場合があるのですが、その次からは体が慣れてきます。人によりますが、外来通院のみで投与することができます。

その他の痛み対策⑩

リンパ浮腫対策にリンパドレナージ

手術でリンパ節を切除したり、放射線治療によってリンパ管が途切れたり、がんのリンパ節転移が大きくなったりすると、リンパ液の流れが悪くなって体内にたまります。これを**リンパ浮腫**（むくみ）といいます。

リンパ液は、体内のタンパク質を集める作用があるので、むくみの部分でタンパク質濃度が高まり、手足がパンパンになり、非常に痛くなります。

この対処には、機械などより手でマッサージするほうがはるかに効果的です。これを、**徒手リンパドレナージ（ＭＬＤ）**といいます。

基本は、リンパ浮腫のある手や足を心臓より高くあげることです。さらに手足から体のほうへ向けてマッサージを行うことで、リンパ液を流します。肩こりや腰痛の際に行うマッサージとは全く別物です。さらには、その後自分でも行える「セルフマッサージ」の指導を、専門家から受けることが大切です。

温めること

これまで、痛みを感じたときにはすぐ「冷やす」とよいという思っていた方も多いと思います。しかし、痛みはそもそも血行不全などが影響していますので、逆に「**温める**」ことで血液の流れをよくしたほうが効果的なのです。「痛い」ときは、まず「温める」——これを習慣づけましょう。

さて、患部を温めるにはお風呂やシャワーが最適です。38℃から42℃が適温といわれます。ただし、常時お風呂に入ったりシャワーを浴びたりしているわけにはいきませんので、携帯式の保温器具が有効となります。

では、具体的なアイデアを紹介します。

①湯たんぽ

まず、約60℃のお湯を容量の⅔ほど入れます。本体が濡れていないことを確認して栓をしめて厚手のカバーをかけます。足もとから10cm以上離した位置に湯たんぽを置きます。かけ布団などをかけて肩まで温めます。

②湯たんぽタイプのホットパック

説明書をよく読んで、電子レンジなどで温めます。次に厚手のカバーをかけます。横向きになって、背中にホットパックをあて、さらにタオルを敷きます。からだの下にはクッションをおくとよいでしょう。

③使い切りカイロ

使い古しのストッキングを用意します。この中にカイロをいれます。使い切りカイロは熱すぎないか確認が必要です。そして、肌着の上からカイロをあてます。たとえば、背中に痛みがある人の場合は、カイロを背中にあてて、ストッキングを前で結んで落ちないようにします。

胃の痛みなど消化器の痛みも、温めることで治ることが多いです。この場合、摂取するなら、ホットミルクやお茶を勧めます。また、カイロなどをあてる場合は、その痛みのある部分の肌着の上にホットパックなどを置いて待ちます。胃がきりきりして痛いときなどは、血行不全が改善され、緩和されます。

【図】電子レンジで温める湯たんぽパック

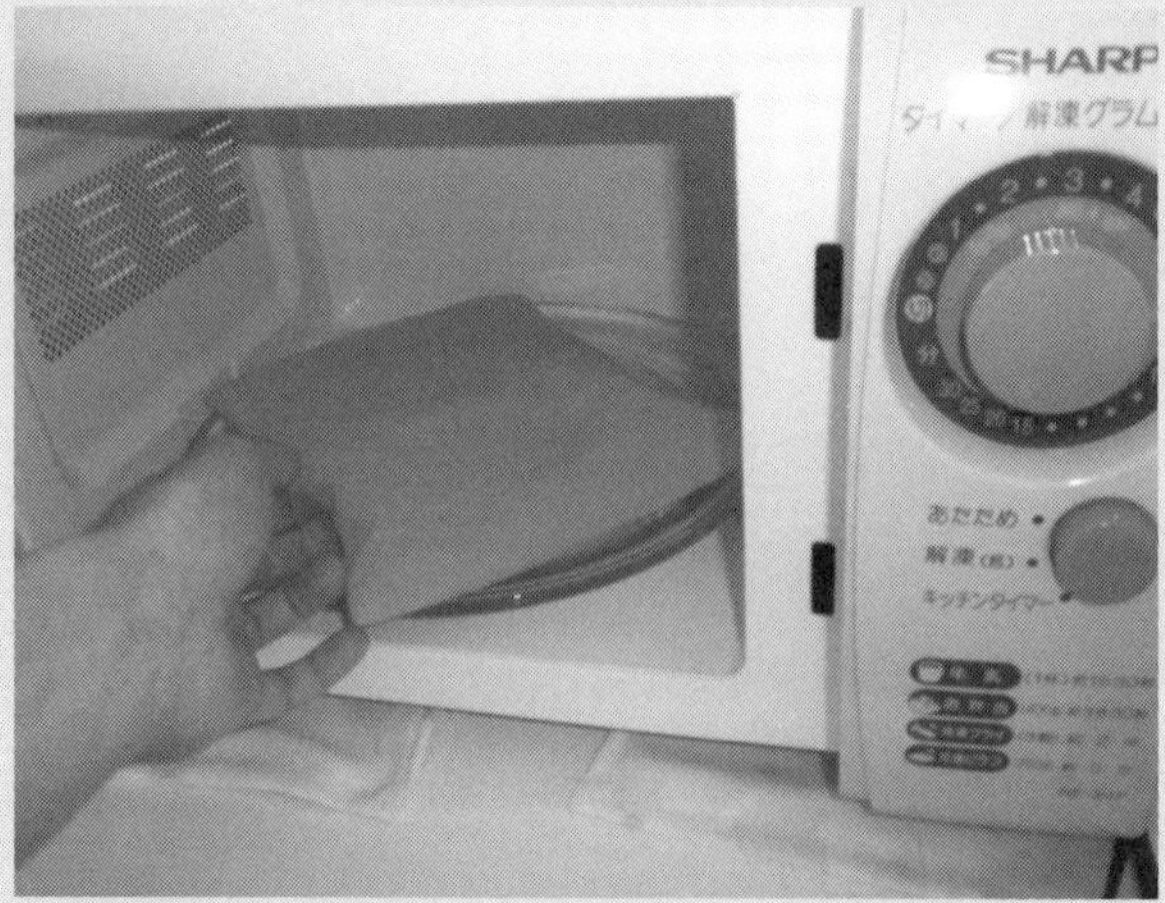

使い方は簡単。電子レンジに入れて所定の時間温めるだけ。

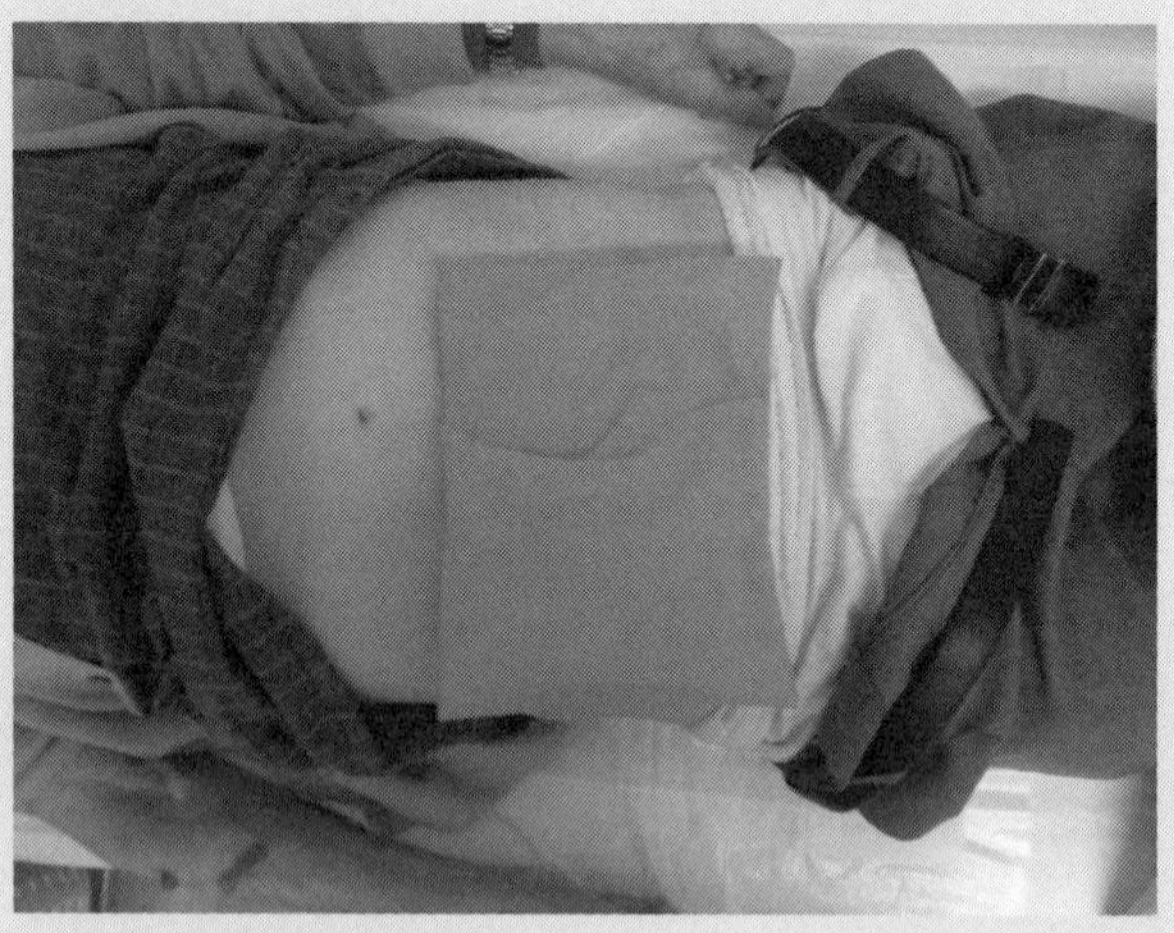

患部に載せて使用します。

家族でできるがんの痛みの治療②　マッサージをする

がんが原因で新陳代謝が落ちてきますと、手足にむくみが生じます。このむくみが、やがて全身倦怠感を起こします。

このような場合は、手で足をマッサージして下肢にたまったリンパ液や組織液を体幹に戻すと、楽になることがあります。具体的な方法は、足の先から少しずつ押すようにして、太ももへ押し上げます。皮下にたまった水を持ち上げる感じです。

腸管の動きが悪い場合にもマッサージが有効です。よく**『の』の字マッサージ**といわれるもので、右下腹部に手をあてて、便と結腸を感じながら少しずつ、右上に、そして左上に、最後に左下へ押していきます。最後の左下は、S状結腸から直腸の部分ですから、ぐいぐいと押すと便が出やすくなるようになっていきます。便を手で移動させるようにマッサージをするのがコツです。

食事の負担を軽減する

がんになると、全身の体力の低下に伴い腸管も弱ってきていますので、食事にも工夫が必要です。例えば、体力が落ちているときに肉を食べて精をつけようとしても、胃に負担がかかるだけです。

すぐに吸収して、エネルギーになるようなものがよいでしょう。医療用のエンシュアリキッド（153ページ参照）は、用途に応じてさまざまな栄養、味を選ぶことができ最適ですが、市販のバランス栄養食（ドリンクタイプ）でも代用できます。

オリジナルの栄養ジュースを作るのもいいでしょう。栄養ジュースというと、まず思い浮かぶのが、肥満の人がダイエットで飲むような低カロリー&低脂肪のものですが、この場合は、脂質や炭水化物が入ったもののほうが便も出やすいし、エネルギーにもなりやすいのでお勧めです。

６章

疾患症状別のケア

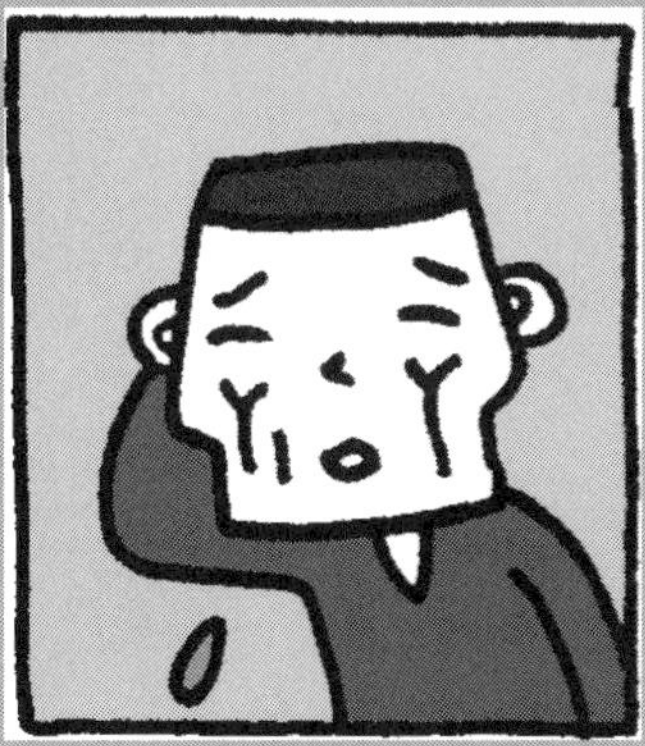

「一緒に歩こう」

作：奥井　識仁
画：しんざきゆき

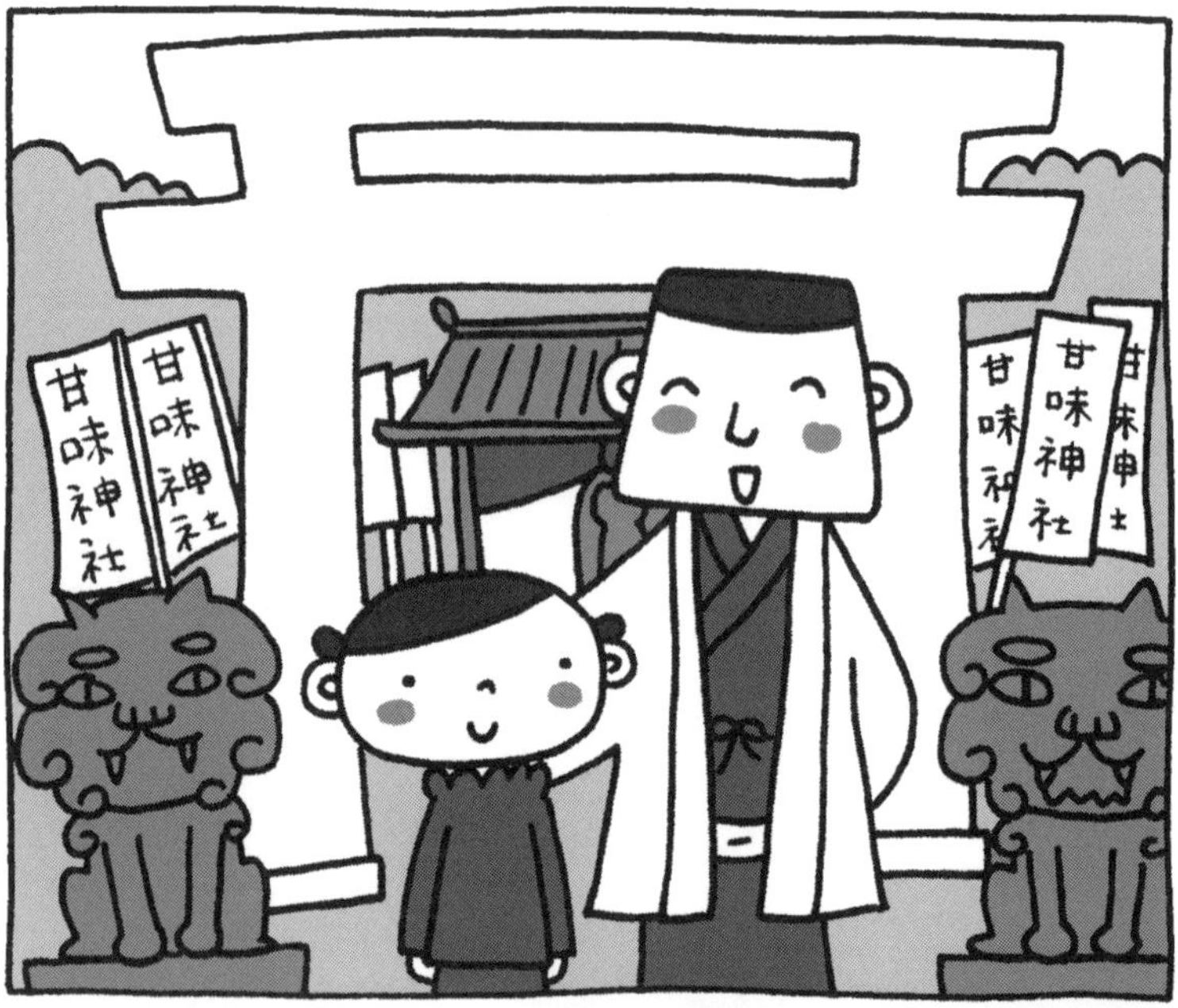
甘味神社
甘味神社
甘味神社
甘味神社

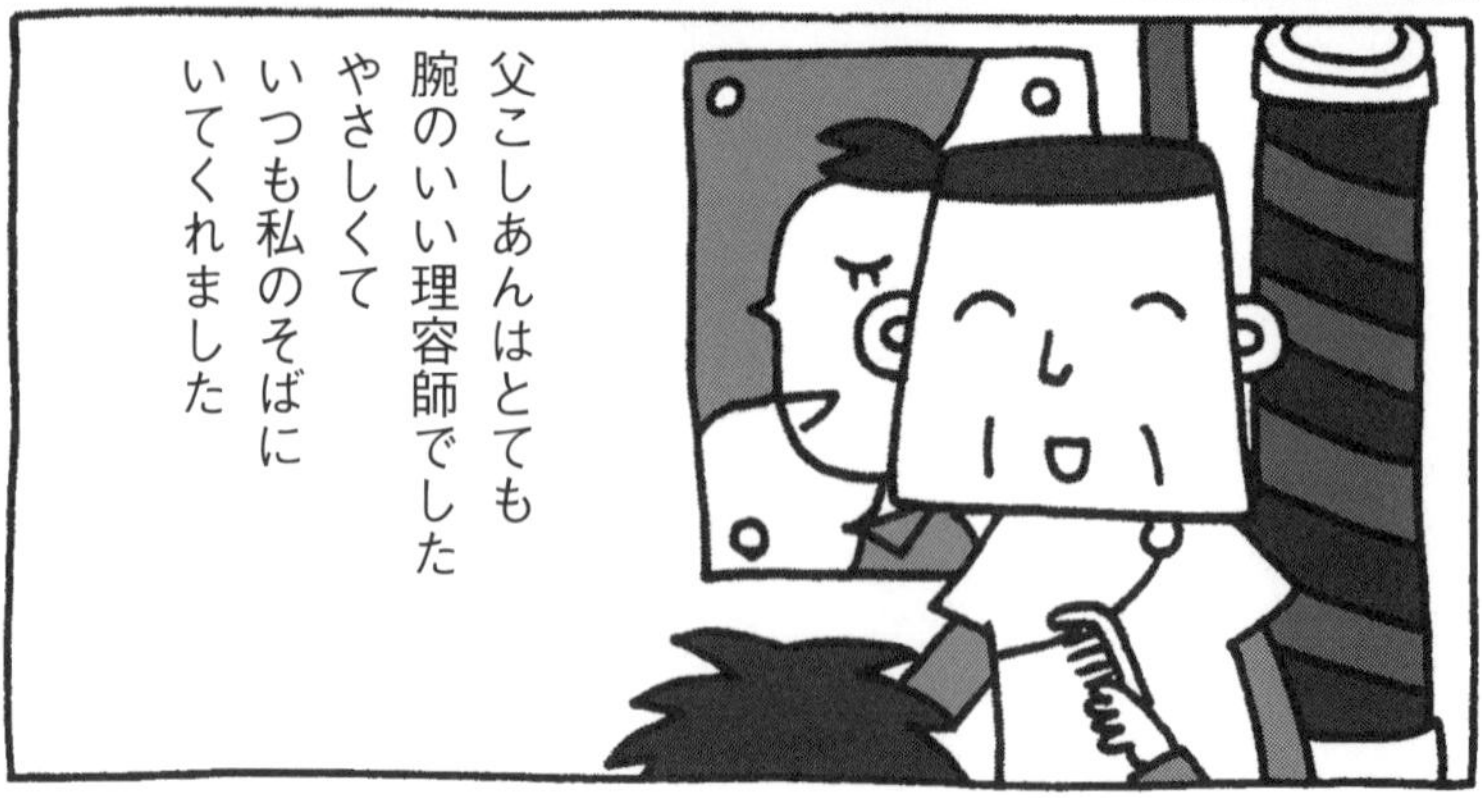
父こしあんはとても
腕のいい理容師でした
やさしくて
いつも私のそばに
いてくれました

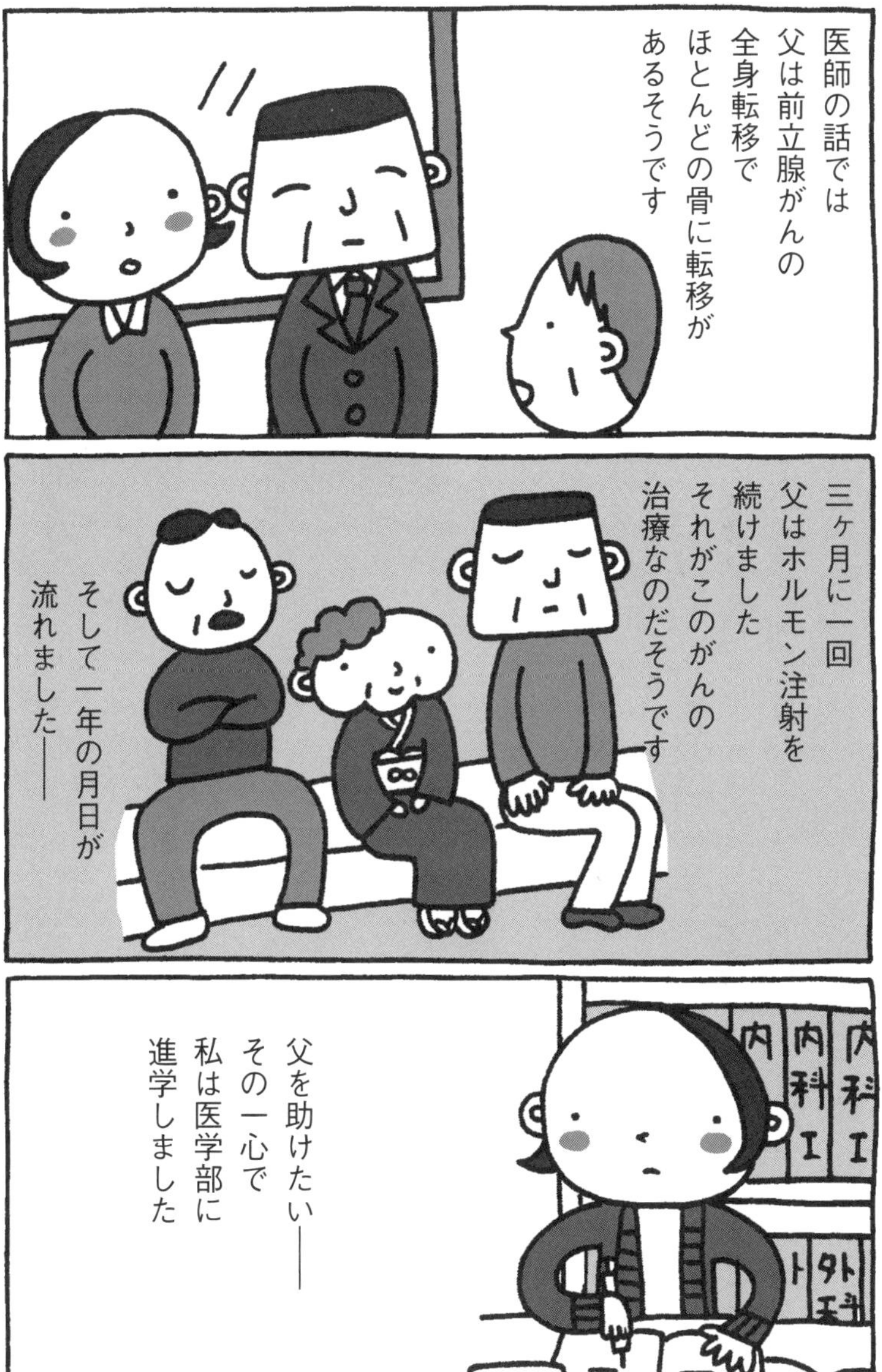
医師の話では
父は前立腺がんの
全身転移で
ほとんどの骨に転移が
あるそうです
三ヶ月に一回
父はホルモン注射を
続けました
それがこのがんの
治療なのだそうです
そして一年の月日が
流れました——
父を助けたい——
その一心で
私は医学部に
進学しました

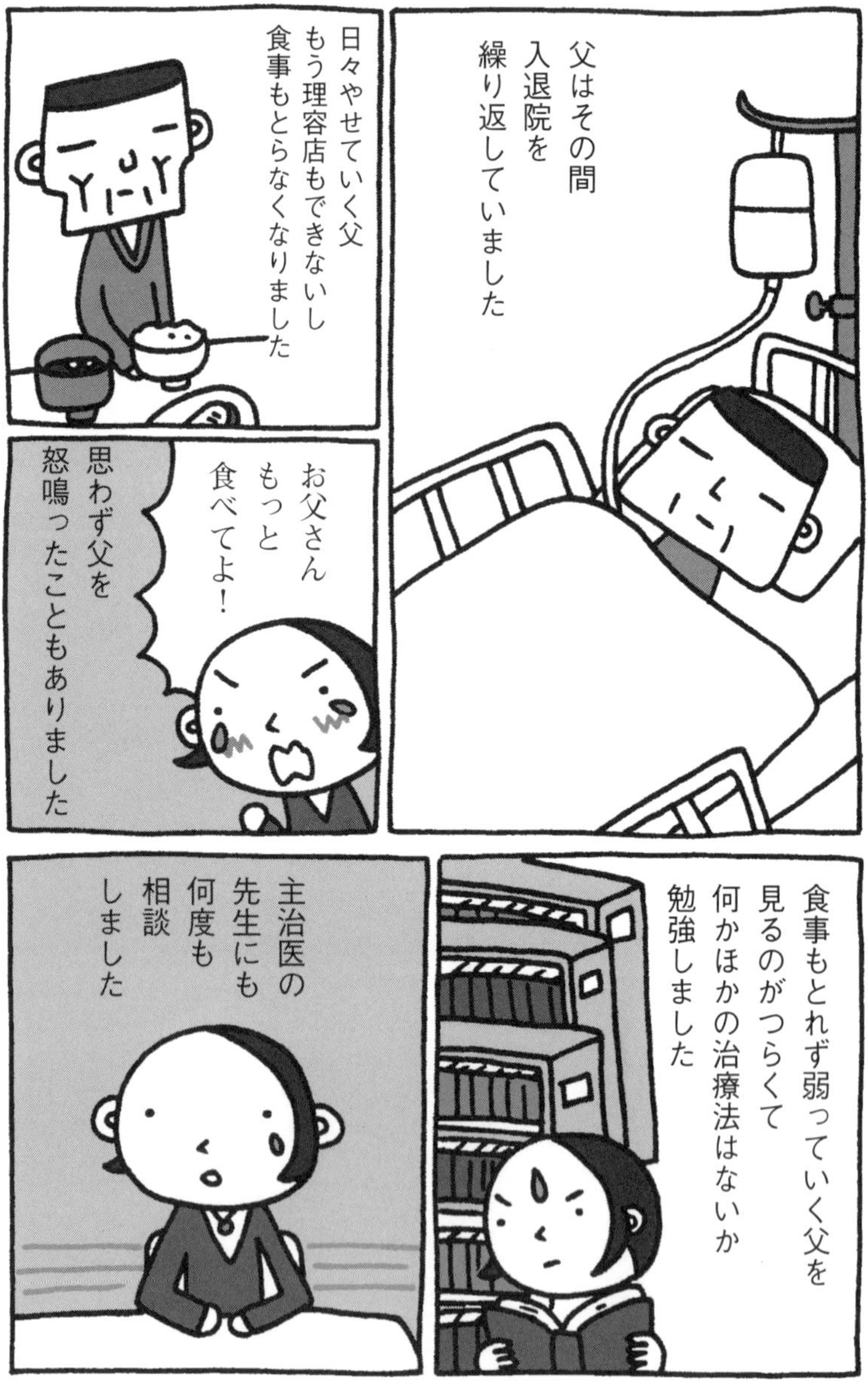
父はその間
入退院を
繰り返していました
日々やせていく父
もう理容店もできないし
食事もとらなくなりました
お父さん
もっと
食べてよ！
思わず父を
怒鳴ったこともありました
食事もとれず弱っていく父を
見るのがつらくて
何かほかの治療法はないか
勉強しました
主治医の
先生にも
何度も
相談
しました

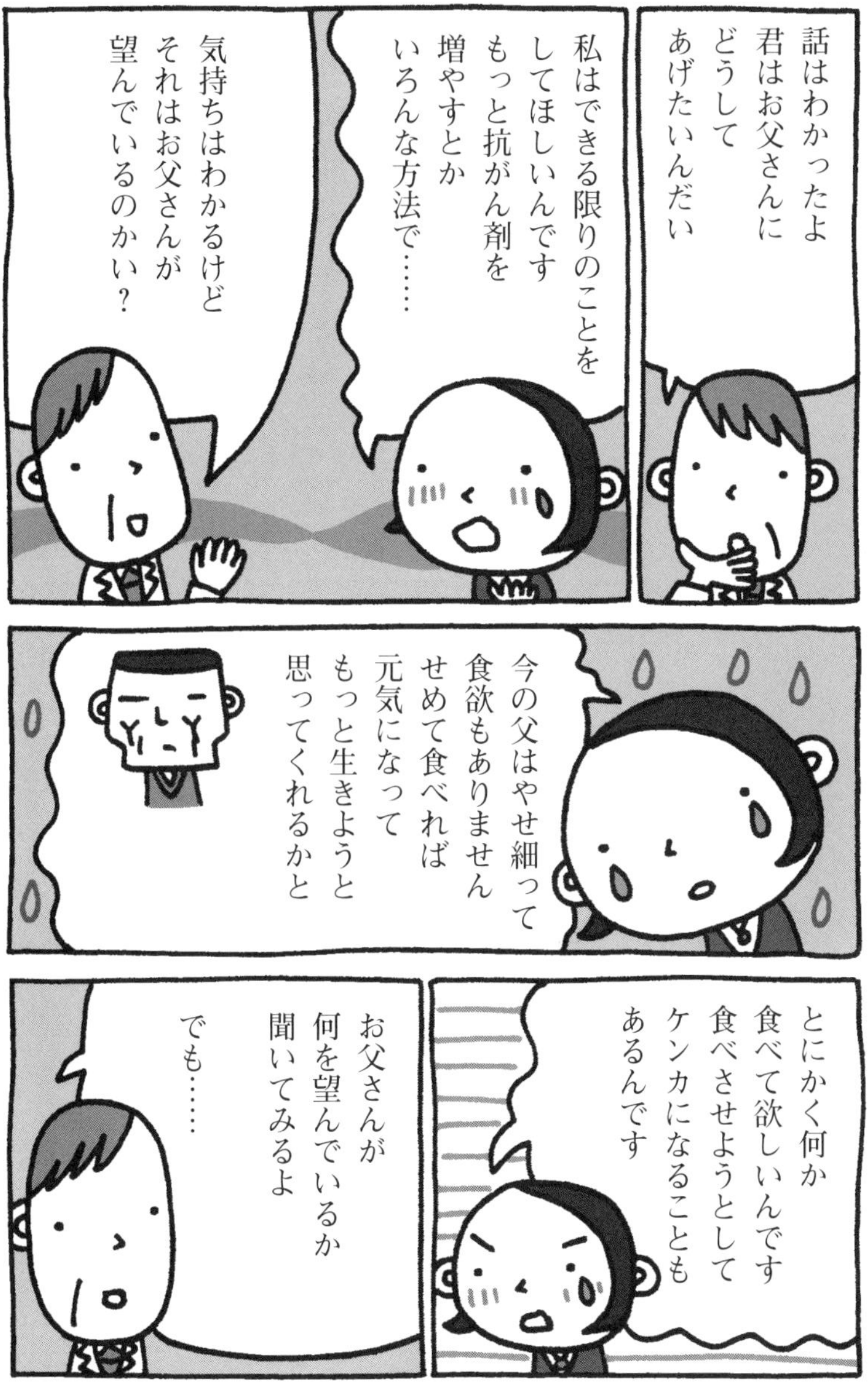
話はわかったよ
君はお父さんに
どうして
あげたいんだい
私はできる限りのことを
してほしいんです
もっと抗がん剤を
増やすとか
いろんな方法で……
気持ちはわかるけど
それはお父さんが
望んでいるのかい？
今の父はやせ細って
食欲もありません
せめて食べれば
元気になって
もっと生きようと
思ってくれるかと
とにかく何か
食べて欲しいんです
食べさせようとして
ケンカになることも
あるんです
お父さんが
何を望んでいるか
聞いてみるよ
でも……

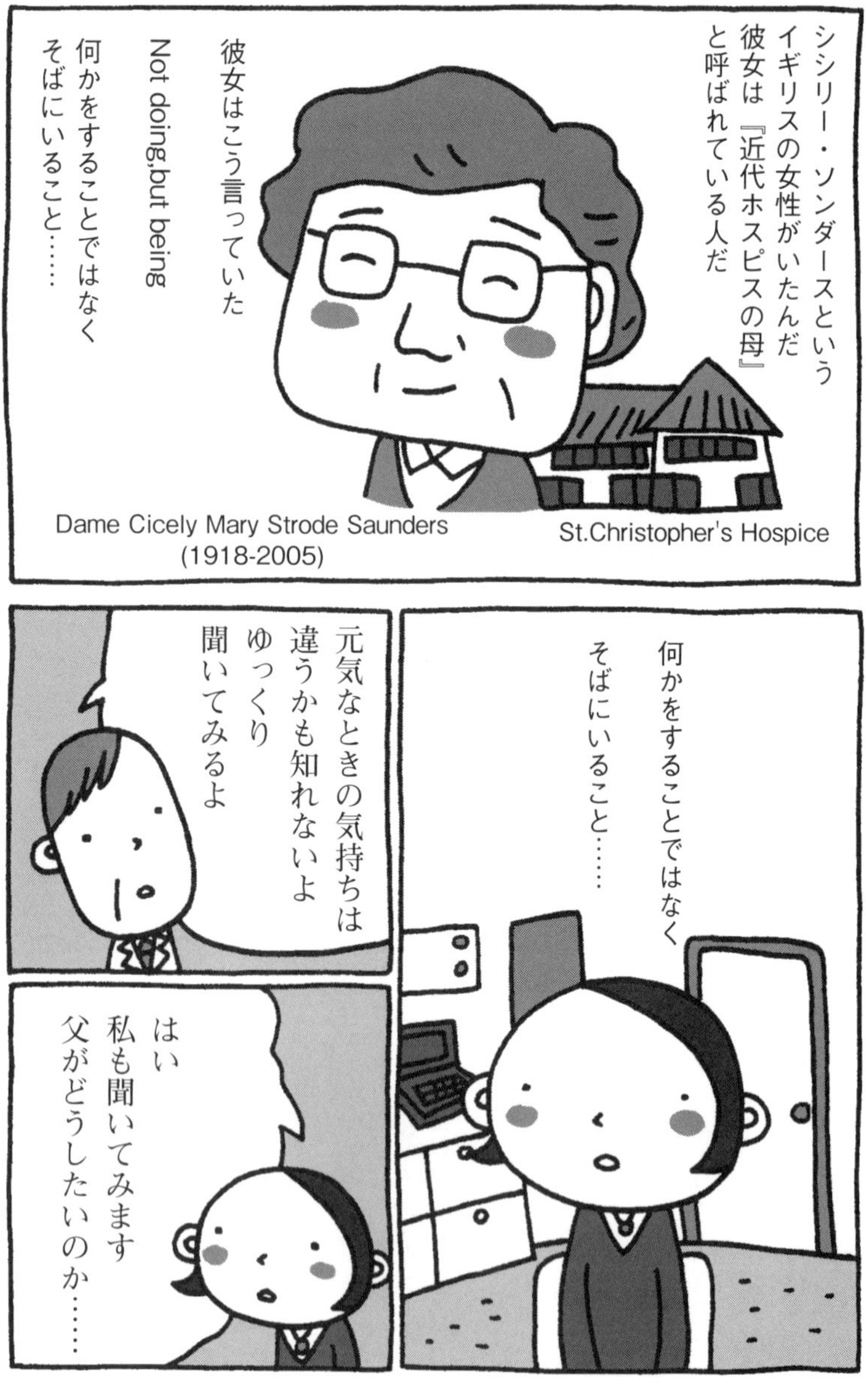
シシリー・ソンダースという
イギリスの女性がいたんだ
彼女は『近代ホスピスの母』
と呼ばれている人だ
彼女はこう言っていた
Not doing,but being
何かをすることではなく
そばにいること……
St.Christopher's Hospice
Dame Cicely Mary Strode Saunders
(1918-2005)
何かをすることではなく
そばにいること……
元気なときの気持ちは
違うかも知れないよ
ゆっくり
聞いてみるよ
はい
私も聞いてみます
父がどうしたいのか……

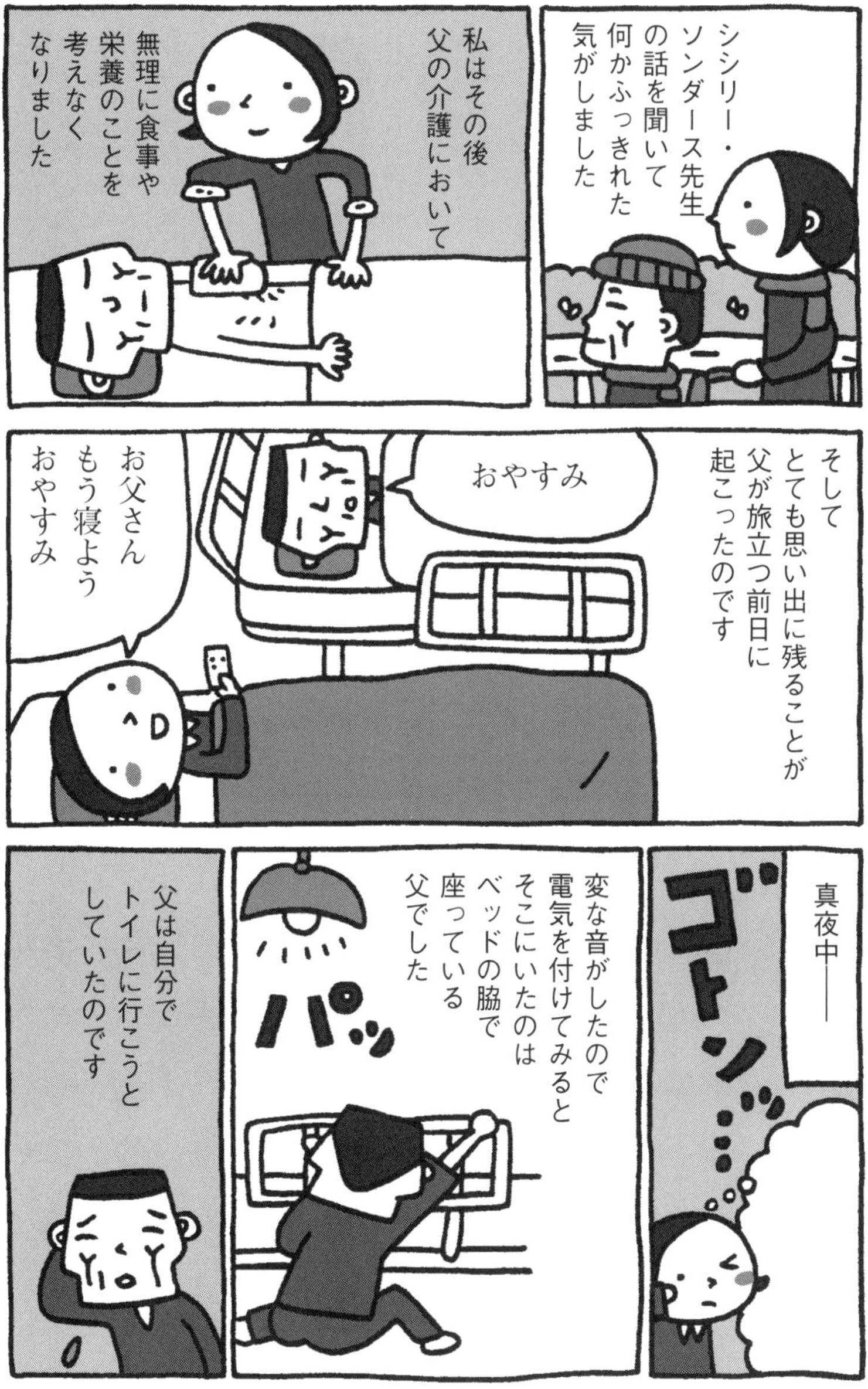

シシリー・ソンダース先生の話を聞いて何かふっきれた気がしました
私はその後父の介護において
無理に食事や栄養のことを考えなくなりました
そしてとても思い出に残ることが父が旅立つ前日に起こったのです
おやすみ
お父さんもう寝ようおやすみ
真夜中——
ゴトン…
変な音がしたので電気を付けてみるとそこにいたのはベッドの脇で座っている父でした
パッ
父は自分でトイレに行こうとしていたのです

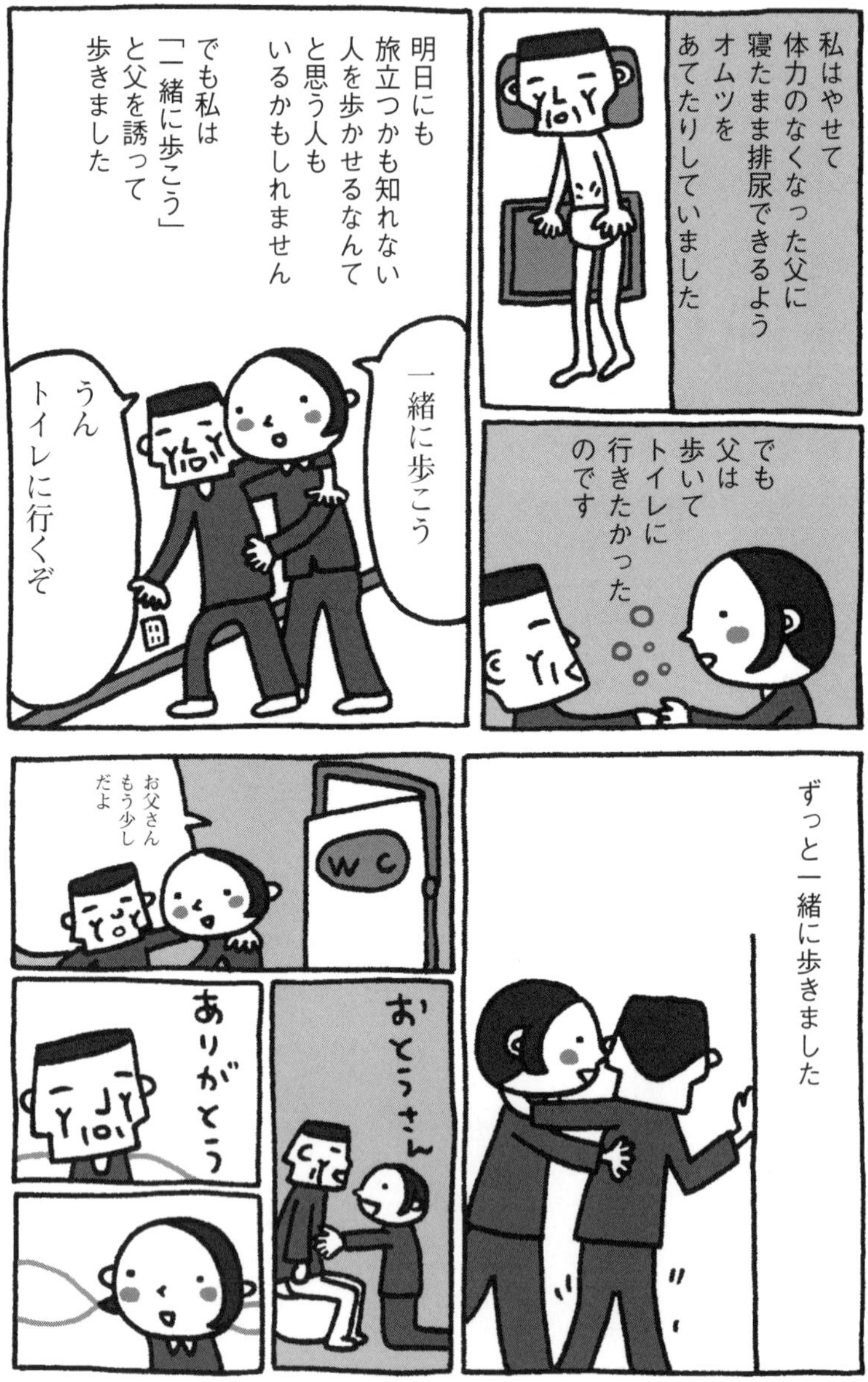

私はやせて
体力のなくなった父に
寝たまま排尿できるよう
オムツを
あてたりしていました
でも
父は
歩いて
トイレに
行きたかったのです
明日にも
旅立つかも知れない
人を歩かせるなんて
と思う人も
いるかもしれません
でも私は
「一緒に歩こう」
と父を誘って
歩きました
一緒に歩こう
うん
トイレに行くぞ
ずっと一緒に歩きました
お父さん
もう少し
だよ
WC
おとうさん
ありがとう

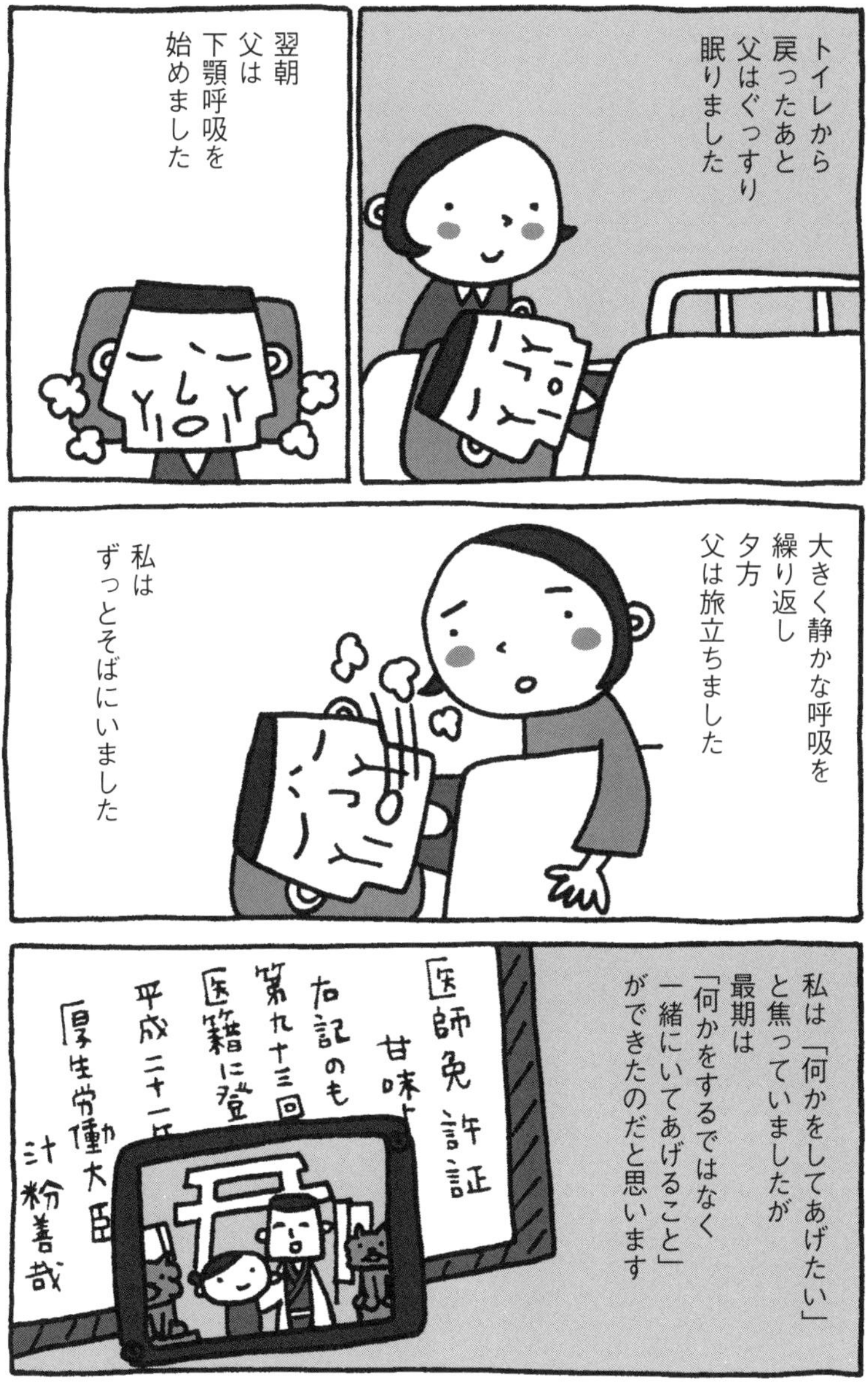

トイレから
戻ったあと
父はぐっすり
眠りました
翌朝
父は
下顎呼吸を
始めました
大きく静かな呼吸を
繰り返し
夕方
父は旅立ちました
私は
ずっとそばにいました
私は「何かをしてあげたい」
と焦っていましたが
最期は
「何かをするではなく
一緒にいてあげること」
ができたのだと思います
医師免許証

全身倦怠感にできること①

エネルギーの節約

全身倦怠感は、誰にでも起きます。その原因を追究してもわからないことが多いし、無理に体力を消耗するだけになってしまうことが多いです。特に、告知を受けたあと、人はいろいろな情報と手段を探すだけでもエネルギーを消費してしまい、その上全身倦怠感を感じるわけですから、たまったものではありません。

それを乗り切る妙案の一つとして、**エネルギーを節約しながら日常性を保つ**よう心がけることです。そして、少しでも『心地よい』と感じられることがあったら、覚えておいてください。例えば、オピオイドを処方されると痛みから解放され、全身倦怠感が治る場合があります。どんなことをしたら、体が楽であったか調べ、それを医師や看護師に伝えてください。

もちろん、エネルギーを節約するといっても、あなたの大切な孫とか家族が来たときに喜ぶことに使うエネルギーを節約する必要はありませんよ。

全身倦怠感にできること②

日常生活の心がけ

入浴の方法は、スケジュールに合わせて、エネルギーの少ない方法を選びましょう。全身浴にこだわる必要はありません。ただ、たとえ部分浴でも、体にお湯をかけるほうが満足が大きいので覚えておくとよいでしょう。

食事は、味覚も変わりますし、食べること自体がおっくうになることもあります。食べられないときは食べなくてもいいのです。食べられないことに不安をもつ必要はありません。そういうときは、少しの水分が取れれば十分です。

排泄は、自分のスタイルですればいいです。トイレまで車イスで行ってもいいですし、ポータブルトイレも可能。押入れにトイレを作ることもできます。ただ、排便でいきむとエネルギーを消耗するので、便秘は予防できるならしたほうがいいでしょう。

睡眠は、『心地よい』と感じるものを探すと、案外落ち着いて眠ることができます。だからといって、眠れないからと不安に思う必要はありません。眠れないときに薬品を使うことも気にしなくて結構です。ただし、医師の診察と処方は受けてください。

全身倦怠感にできること③ 寝る姿勢を工夫するとずいぶんラク

心臓が弱っているときは、まっすぐ寝るとしんどいものです。医学用語で**ファウラー位**という体位があります。上体をやや60度ぐらいにして、ひざ下や足底に枕やクッションを入れる形になりますが、非常に楽になります。

また、上体を30度ぐらいにゆるやかに起こした体位（**セミファウラー位**）や、横向きになって枕を抱きかかえるポーズも楽です。もともと人間は、赤ちゃんを抱いて横向きに寝る姿勢にとても安楽を感じますので、枕を赤ちゃんに見立てて軽く抱きしめます。足と足の間には、枕を置くといいでしょう。

まっすぐ上を向いて寝る**仰臥位**では、両肘から手にかけてに枕を置いて、両膝の下にも枕を置きます。まるで、飛行機のファーストクラスのリクライニングのシートで、両手の下にクッションを置いたような姿勢になります。

息苦しさに対してできること①

ハッフィング

息苦しさに対して、医療的にはオピオイド、ステロイド、気管支拡張剤、抗生物質などの投与をするのが通常ですが、その一方で日常生活のケアがとても役立つ場合があります。

のどや気管に痰がある場合に役立つのが、**ハッフィング**という技術です。ハッフィングとは、痰を出しやすくするための呼吸法の一種です。

①息を深く大きく吸い込みます。このとき、横隔膜を大きく下げるようにしてみます。

②次に、横隔膜をあげて、胸を小さくして、口から『ハー』と声門を開いたまま、一気に強制的に息を呼出します。もしできるなら、腹式呼吸がハッフィングしやすいです。

腹部に傷がある場合は、腹部に枕を抱きながら行ってみましょう。

胸の上に、温かい湯たんぽ（電子レンジで温めるタイプでも可）を置いて、温めてから行うのもよいです。

【図】肺の解剖図とハッフィングの方法

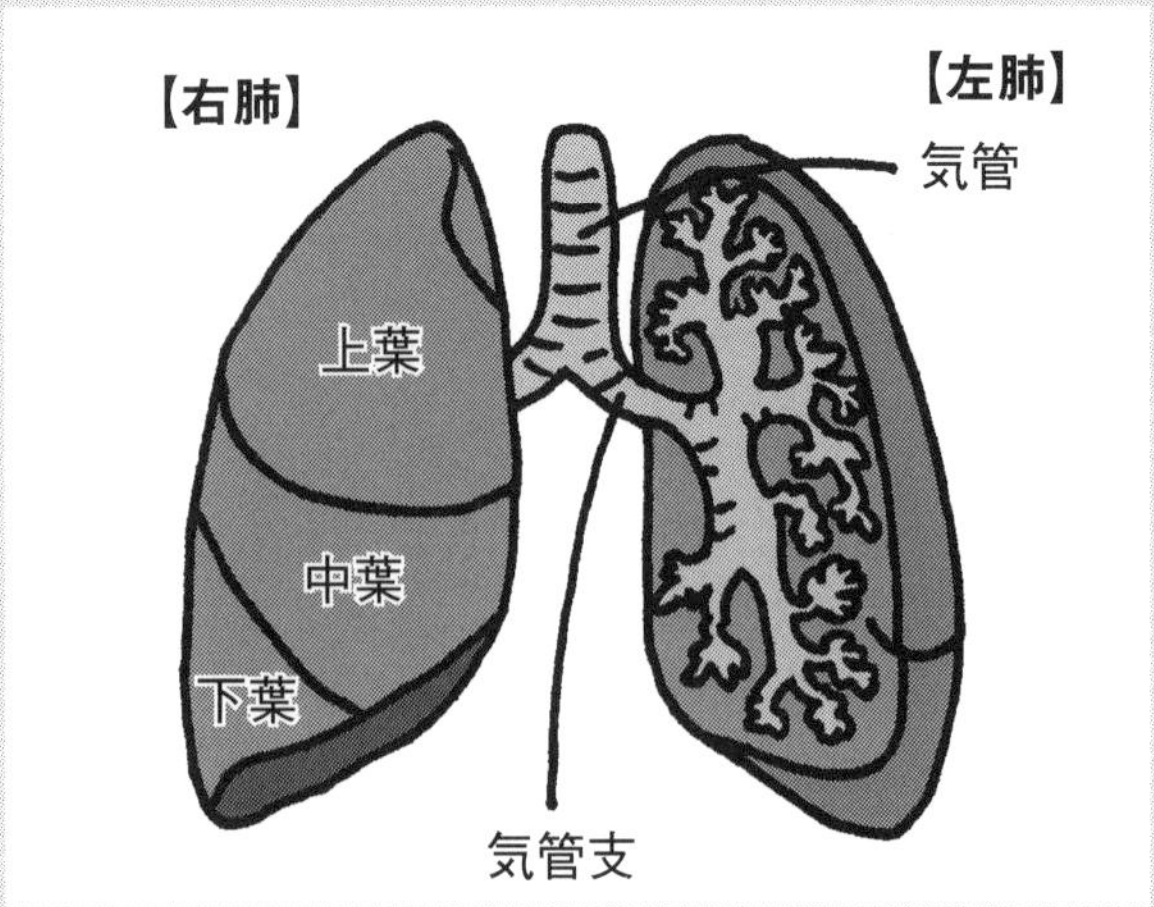
【右肺】
【左肺】
気管
上葉
中葉
下葉
気管支

肺の解剖図

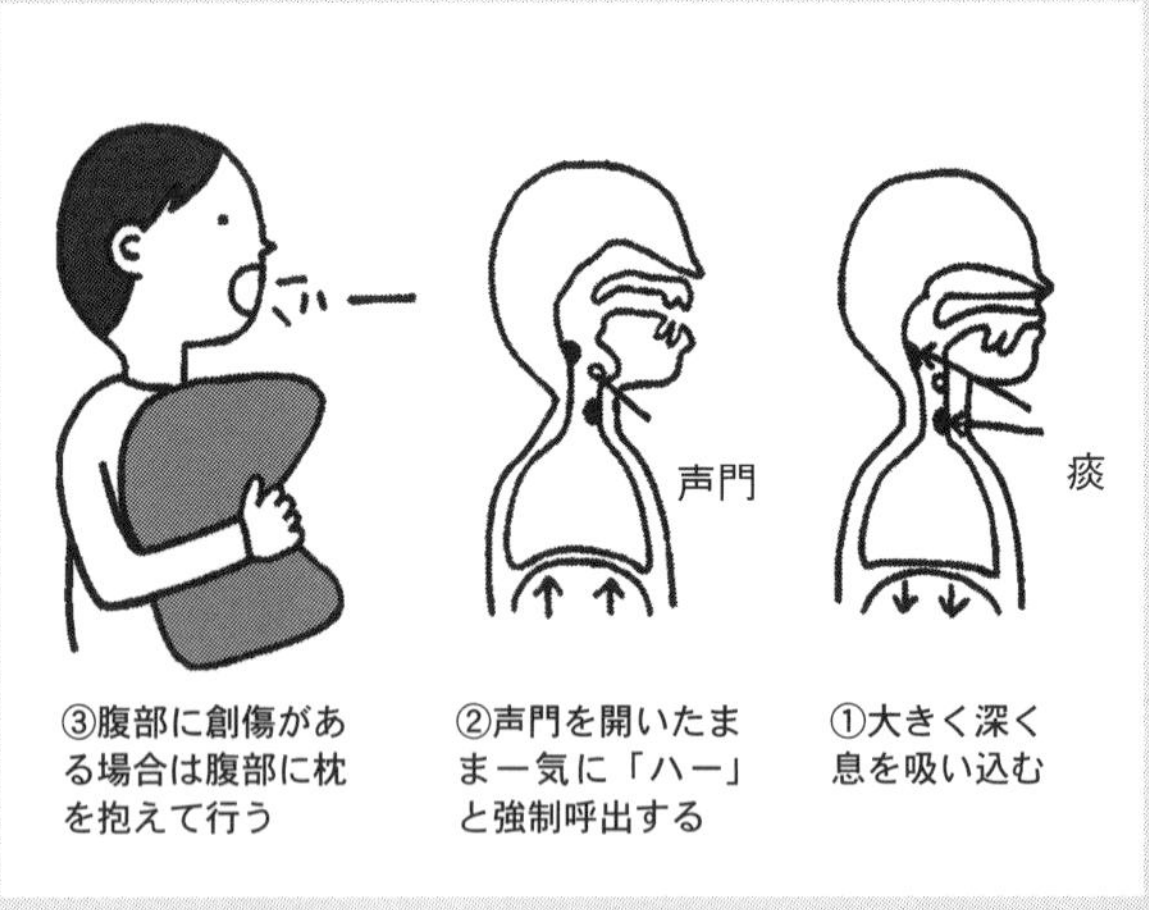
ハー
声門
痰
③腹部に創傷がある場合は腹部に枕を抱えて行う
②声門を開いたまま一気に「ハー」と強制呼出する
①大きく深く息を吸い込む

ハッフィング

息苦しさに対してできること②

スクイージング

肺転移があると痰がたくさんたまってきます。この痰の多くは、がん細胞が産生する組織液や、がんがあることで炎症が起こり産生されるものです。さらには、がんの進行に合わせて、また体力の低下に合わせて、深い呼吸ができなくなるために、組織液がたまって痰になるのです。この痰を押し出す技術が**スクイージング**です。これは、痰がたまっているであろうと考える場所に、やさしくマッサージをすることです。マッサージのかわりに、蒸しタオルを置いても効果があります。

次ページからは、スクイージングの方法を図で示してあります。まず、肺には、右肺が上葉と中葉と下葉、左肺が上葉と下葉にわかれることを覚えてください。それぞれの位置によりスクイージングする場所と姿勢が異なります。

【図】スクイージングの方法

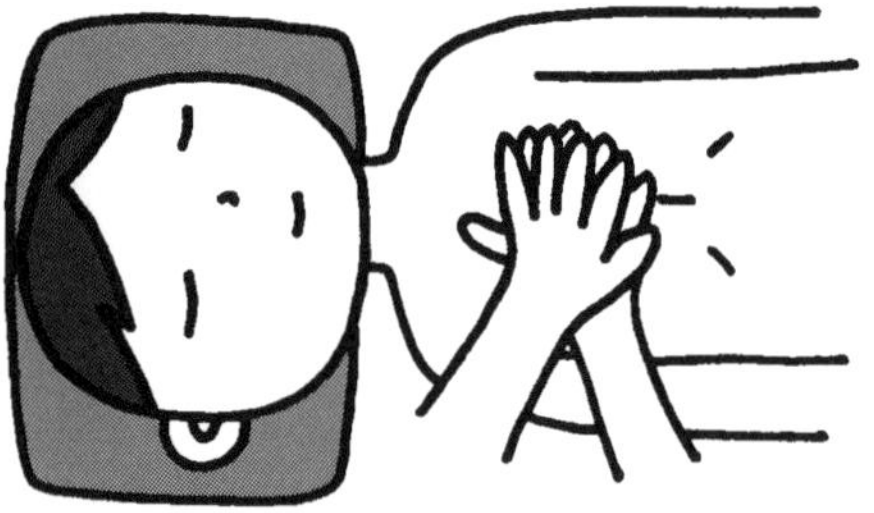

・体位は仰臥位《ぎょうがい》にします。
・第４肋骨より上部に一方の手を置いて、その上にもう一方の手を覆い被せます。

上葉のスクイージング

・体位はやや側臥位《そくがい》にします。この体位が難しい場合は、安楽枕を用います。
・第４肋骨と第６肋骨に挟まれた部分に一方の手を置き、もう一方は背部の肩胛骨《けんこうこつ》下角に沿わせるように置きます。

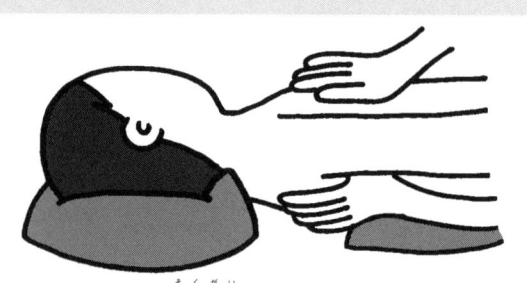

中葉のスクイージング

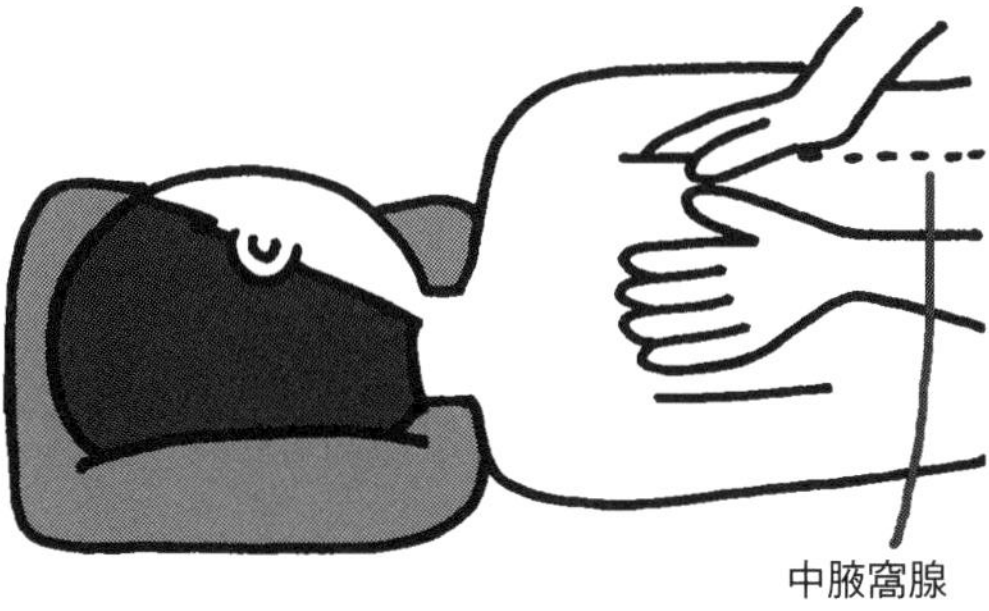

・体位は完全に側臥位《そくがい》にします。
・中腋窩腺《ちゅうえきかせん》と第８肋骨との交点より上方に手を置きます。

下葉のスクイージング

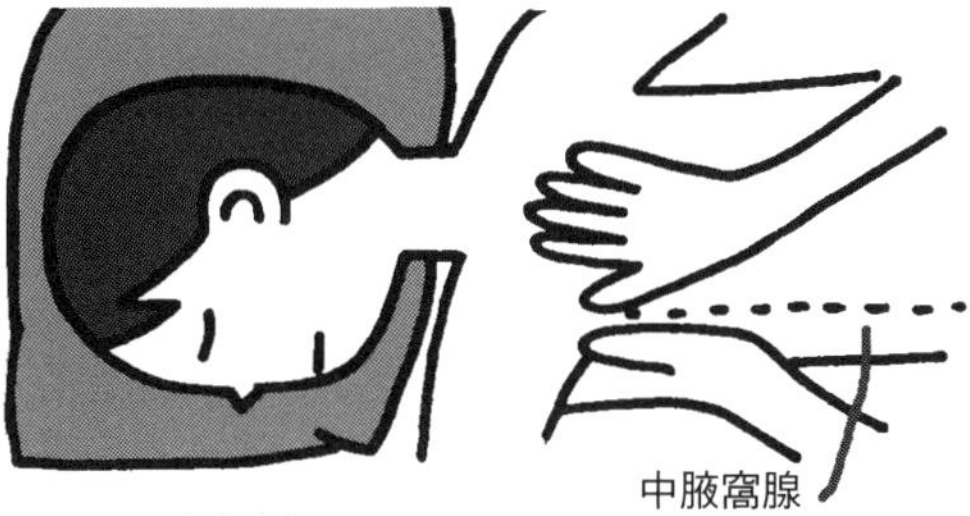

・体位は腹臥位《ふくがい》にします。無理ならそれに近い体勢でＯＫです。
・第 10 肋骨より上方に一方の手を置いて、もう一方の手を中腋窩腺と第８肋骨との交点より上方に置きます。

後部肺底部のスクイージング

息苦しさに対してできること③

ベッドの向きを変えるとラクになる

息苦しさを感じた場合は、ベッドにも配慮します。まず、ベッドの大きさですが、寝返りが簡単にうてるサイズがよいとされます。たとえば横幅が80 cmでは寝返りが打てないのですが、120 cmあれば十分に寝返りができます。次に、ベッドで休んでいるときの姿勢は、上体を起こして足に枕をすると楽になります。

また、ベッドの上で食事や排泄をすることは、苦痛を増大させやすい原因になります。食事は咀嚼運動により息苦しさを増しますので、やわらかいものを食卓でとるようにしてください。排泄は、便秘をしていきむと酸素を消費しすぎますので、適度なやわらかい便になるように気をつけて、自分のトイレでしてください。

ベッドを寝るところに限定すると、より痛みを回避することもできます。

【図】呼吸を楽にするベッドの位置

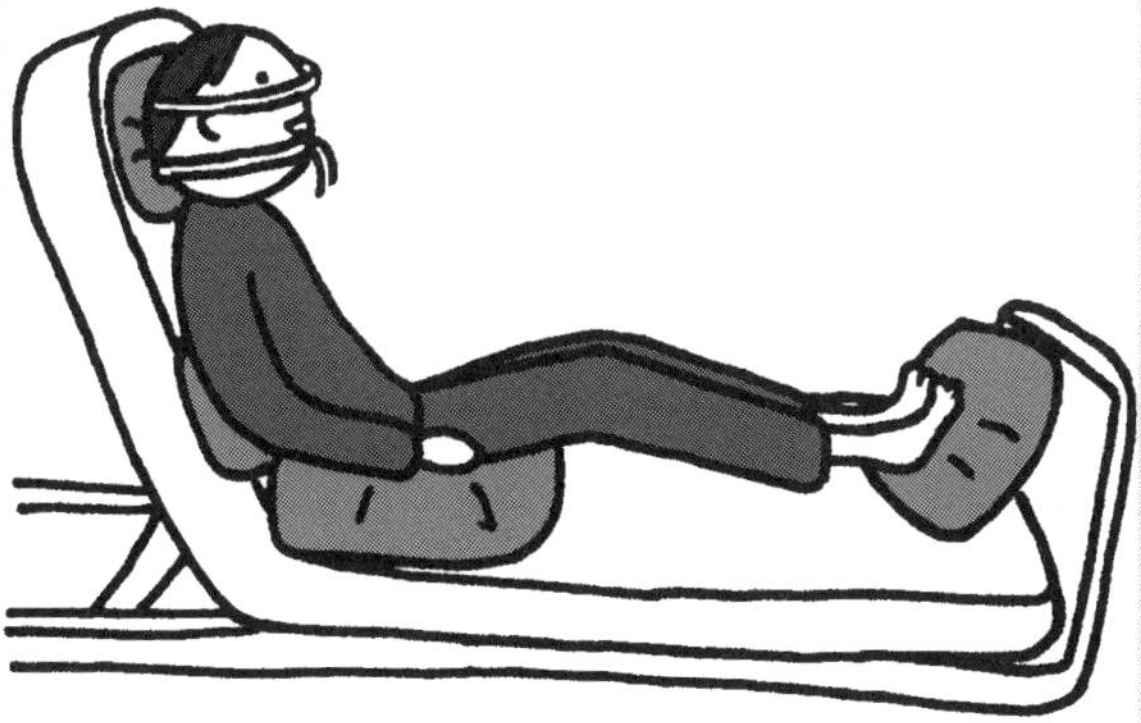

この姿勢を**ファウラー位**といいます。

膝下や足の底にクッションを入れます。

背中の角度をもう少し浅くすると**セミファウラー位**となります。

この姿勢で、口をすぼめ呼吸をします。

【口すぼめ呼吸の方法】
①鼻からゆっくり息を吸って、腹部をふくらませる。
②呼吸後、腹部にいっぱい空気を入れる感じで少し待つ。
③腹部をくぼませながら、いつもの二倍の時間をかけて細く長く息を吐く。

医師によるオピオイド投与での改善

本人の意識があって、胸に水がたまり、呼吸をしても息苦しい、というときがあります。医師たちは、点滴で麻酔を投与してもなかなか効果が得られずに困っている。そのような情景に、いままで何度も出会ってきました。

このようなときに私がする手段は、『塩酸モルヒネ10 mg（1 ml）皮下注射』という方法です。塩酸モルヒネ10 mgといえば、1アンプルそのもの。そのまま皮下へ注射するということは、投与時間から考えるとかなりの高濃度です。もちろん、投与することでそのまま旅立つ恐れもあるので、私が注射をすると若い医師たちは驚きます。

でも、この注射によって患者さんがすごく落ち着くことが多いのです。オピオイドは痛みを取ることが目的ですから、一か八かやる価値はあります。

痛みを取りたいという願いでオピオイドを投与して、その結果死期が早まることもあります。しかし、死期を早めるために安楽死させる行為とは根本的に違います。なぜなら、100%相手の痛みを思っての処置だからです。ですから、家族の皆さんと医師とでよく話しあった上で、選択肢の一つとして覚えておいていただければと思います。

食に関する苦痛に対してできること①

食べられないのは、自然なこと

がんになって『食欲がわかない』『食べたいのに体が受け付けない』というのは当然です。身体機能が低下して、消化・吸収が障害されてくるからです。またがんの場合、せっかく点滴などで栄養を入れても、がんが消費してしまい本人の栄養になりません。

でもうまくできているもので、この食べられないという普通の現象のために、人はやせていきます。やせると当然がんにも栄養がいきませんので、がんが小さくなるのです。

例を紹介しましょう。

私の診た患者さんで膀胱がんの女性がいました。息子さんが、あまりに食が細くなったお母さんを心配して連れてきたのです。CTをとると、骨盤全体にあった膀胱がんが干からびて小さくなり、痛みがなくなっていました。それどころか、体重が軽くなったおかげで、息子さんが軽々と持ち上げて介護しやすくなっていたのです。

私は、こう思います。

大昔の日本では、人は食べられなくなると、やせて、軽くなり、そしておだやかに旅立っていきました。今と違って、点滴も胃ろうもありませんから、栄養は口から入る分だけでした。

たくさんの穏やかな死を見てきた僧たちは、自分がいよいよ食べられなくなると、仏になることを望みました。そこで彼らは生きながらミイラになったのです。このミイラは**即身仏**と呼ばれ、今も大切にされています。その姿を見ると、天寿で、痩せて、静かに旅立ったような顔・体の人がたくさんいます。つまり日本では、大昔から、食べられないということを自然のこととして、あわてず、静かに受け入れていたのです。

たくさんの方を看取ると、静かな死というものに出会います。食事量が減っても、自然の摂理と思われていく人たちです。

もちろん、ここであきらめず、もう一度栄養をとって復活する人もいます。その見極めは難しいですが、何度もお会いしているとその人の体が教えてくれることが多いです。

食に関する苦痛に対してできること②

無理に食事を勧めない

さて、あなたの大切な人が、もうすぐ旅立つ予感がしてきました。すると、著しく食事量が減ってきます。そのとき、つい食事を勧めてしまいますが、これはどうでしょう？『もうひと頑張りしたら元気になるのに』と思える場合は、ぜひ勧めてみるのもいいのですが、全身の体力が落ちたターミナル期になると、食事を勧められること自体が心の負担になってきます。

患者さん自身の立場としては、はっきり「食べられない」と意思表示することはとても重要です。家族の立場としては、無理に勧めず、食べたいと感じるときだけ食事を準備するという優しさが必要なのではと思います。

食事を出す場合は、嚥下しやすいものがよいです。水分が多く入っている水っぽいものよりも、とろみがついているものがいいでしょう。ご飯だけを食べるより、とろみのある卵や山芋を一緒にするとか、和えものはマヨネーズを少し混ぜると食べやすいです。ただし、あまり咀嚼しなくてもスムーズに飲み込めるものは、場合によってむせることがあるので注意してください。

口腔内が乾燥するのは、唾液の分泌が減っているためです。また、ステロイドの使用や化学療法で口腔に真菌感染（カンジダ）を起こすことがあります。食欲がなくても、氷片やかき氷、お茶のかけらを口に含むことで、口腔内をさっぱりさせることができます。食品の香りや色を楽しむこともよいことです。逆に、炊き立てのご飯の匂いは、食欲がすすまない場合があるので、少しさますとよいでしょう。

胃ろう挿入中で絶飲食となっている場合でも、食物の刺激によって痛みが強くなるということがなければ、果汁を楽しむとよいでしょう。口の中にかけらの残る果物を入れて、十分に咀嚼を楽しんだら、あとで出してうがいすればいいのです。

明日にでも旅立つような場合でも、味を楽しむことはできるのです。

食に関する苦痛に対してできること③

エンシュアリキッド

末期で食欲がないときでも気軽にとれる栄養ジュースに、**エンシュアリキッド**というものがあります。医師が処方するもので、腸から直接吸収できるので、専門的に「経腸栄養剤」と呼ばれています。タンパク質、脂質、糖質、ビタミン、ミネラルなど体に必要な栄養分がバランスよく配合されており、市販されているバランス栄養食（ドリンクタイプ）の医療版みたいなものです。

標準量として成人には1日1500〜2250ml（1500〜2250kcal）を経管または経口投与します。1ml当たり1kcalに相当します。けれど、末期にこれほどの量を飲むことは難しいので、1日1缶でも飲むことができればいいと思います。

いままで、家族の立場としては無理に食事を勧めないように書きましたが、それでも何か栄養をとってほしいのが心情。そこで、私がよく患者さんに提案するのが、『せめてこのエンシュアリキッドを1缶飲んだら、それ以上は家族から食事を勧めない。調子よく、他のも食べれたら、うれしいとする』というルールです。

食に関する苦痛に対してできること④

孫が食べている姿を見せる

ある患者さんの思い出ですが、膀胱がんの末期で、食事はほとんどとれなくなりました。そこで、家族が食事を勧めるのですが、当然、家族へ断るのもつらいし、自分が食べるのもつらい、という悪循環におちいったのです。

このとき、私は**寿司パーティ**を提案しました。自宅にお子さんやお孫さんを集め、みんなで寿司を食べようというのです。もちろん患者さん自身はほとんど食べられませんが、生命エネルギーにあふれている子供たちの姿を見せることで、患者さんの励みになればと考えたのです。

当日は親族が勢揃いして、幼稚園児のお孫さんが嬉しそうにお爺ちゃんのとなりで寿司をパクパク食べます。思わず、患者さん自身もマグロを1切れだけ食べたそうです。『先生、あのときのマグロの味は格別だったよ！』と患者さんはそう仰いました。

自分は旅立つけれど、若い生命がそばにいて、おいしいそうに食事をとる。それは、自分は食べられないけれど満足感を得られると思います。

食に関する苦痛に対してできること⑤
栄養をとればよいものではない

末期で食事がとれなくなった患者さんのために、点滴で栄養をとらせるのはありがちなことです。しかし私は、何か目的があって無理してでも死が訪れるのを伸ばしたいのでなければ、勧めるべきものではないと考えています。

というのも、体そのものが水分や栄養を利用することはできなくなっているので、がん自体がそれを吸い取ります。その結果、さらに多くの腹水や胸水を産生して、体を苦しめることになるからです。また、心臓が弱っている人に点滴をしすぎて負荷をかけると、足がむくんできます。これもまた、大変な苦痛です。

医師仲間にどうして点滴するのか聞いたところ、「家族が納得しないから」と答える人もいます。ですから、その点滴が本当に必要なのか、なにを目的にしているのか、ちょっと考えてみてください。

もちろんこの時期の点滴全てが悪いわけではなく、ビタミンを点滴したり、ほどほどに脱水を改善することで、体が楽になる場合もあります。

自分で排泄したい

末期になると、排泄自体が大変になってきます。歩くのも一苦労で、自力でトイレに行くのもままなりません。

しかし、私が出会ったすべての患者さんが、「**自分の排泄は最後まで自分でしたい**」と希望しました。「自宅の慣れたトイレに自分で歩いていって、自分で排泄したい」そう望むのです。そこで、末期の患者さんができるだけ自分で排泄できるような治療や指導をしていきます。

まず、便秘には下剤を用います。同時に、おなかを温めてマッサージをすると出しやすくなります。おなかだけでなく、腰や背中も温めると効果的です。タオルは、70から75℃のお湯をしぼった程度がよいですが、しめらせたタオルを電子レンジでチンするだけで、ちょうどよい温度のぬれタオルができあがります。試してください。

また、ウォシュレット式のトイレでは、肛門にシャワーをあてると、刺激で便がでます。排便時の姿勢は、考える人のポーズをとると、出やすくなります。

口に入れるものとしては、温かいお茶を飲むと排便が刺激されますし、エンシュアリキッドを主にとっているので下痢をしやすくなります。

機能的な問題としては、足の動きが悪いためトイレまでたどり着く前に漏らしてしまうことがあります。その場合は、パッドをあてておいて、漏らしたら捨てればいいのです。

おむつに抵抗のある患者さんも多いですが、最近の日本製のおむつは吸収率がよく、漏らした後もさらさら感があります。もちろん、おむつはあくまでも自分でトイレに行くサポートの立場ですが、もしものとき陰部が気持ち悪くならないように、おむつをはいておくのは悪いことではありません。

最近、『頑張らない』という言葉が市民権を得て、頑張りすぎる傾向をたしなめる風潮があります。しかし、こと**排泄に関しては、『頑張る』でよい**のです。患者さん自身の頑張りだけが、「最後まで自力で排泄する」という希望を支えるのです。

下剤の種類と効果を知ろう

便秘は、オピオイドの副作用だけでなく、体力の低下でも起こります。大変重要な問題ですが、その割に下剤の処方はなおざりになりがちです。これは、**がんの専門家が必ずしも下剤の専門家ではない**ことが原因と思います。このために、下剤について熟知しておくことは、大変有効なのです。

①腸の蠕動運動を促進する下剤

これは、センナ、アジャスト®、ヨーデル®、アローゼン®、ラキソベロン®、テレミンソフト®などがあります。どれも、腸を動かして便を出させる薬で、一言でいえば『**強い**』薬です。8〜10時間の作用時間があり、たとえばセンノシド®2錠を服用して、排便がなければ3錠→4錠→6錠→8錠と増やします。腸の筋肉を刺激するわけですから、腸の筋肉が弱っていては、いくら増やしても、おなかがちくちくと痛むだけになることもあります。このため、次の②の併用をお勧めします。

②便を軟らかくする薬物

酸化マグネシウム、マグラックス®などです。これらは、直腸の中の便に、水分を含ませることでやわらかくするものです。普通の量を使用する場合には問題がありません。一言で言えば、『**ほどほどの強さで、やさしい**』というイメージの下剤です。

③直腸の排便反射を促す薬物

新レシカルボン坐剤、グリセリン浣腸があります。肛門より挿入して、直腸を刺激して便を出しますので、直腸まで便がおりていないと効果がありません。まずは、腹部を温め、マッサージをして、便を移動させましょう。

【図】下剤の種類を分類した表と薬の写真

①腸の蠕動運動を促進する薬	
センナ	粉末状で処方されます
アジャスト®	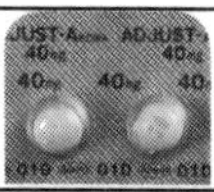
ヨーデル®	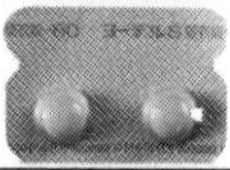
アローゼン®	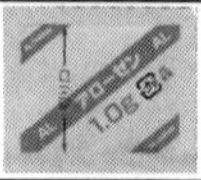
ラキソベロン®	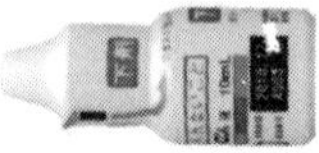
テレミンソフト®	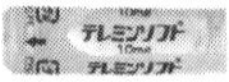

②便を軟らかくする薬	
酸化マグネシウム	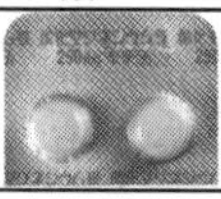
マグラックス®	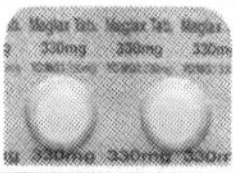

③直腸の排便反射を促す薬	
新レシカルボン坐剤	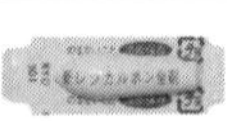
グリセリン浣腸	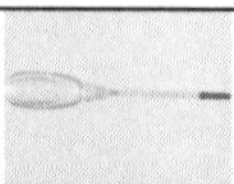

排泄に関する苦痛に対してできること③

尿道カテーテルや膀胱ろうを有効利用

前立腺肥大症や前立腺がんの患者さんは、尿が出にくかったり、血尿で悩むことがあります。ただし、前立腺の病気については患者さんの年齢が高いことが多く、手術をしても根治は難しいのが現状です。

こういったケースでは、尿道に**カテーテル**というシリコン製のチューブを挿入して、尿を排出します。カテーテルの長さは30㎝ぐらいなので、男性の尿道に入れた場合は、15㎝ほど尿道からはみ出ます。通常はカテーテルにキャップをして、排尿時にはずします。カテーテルが尿道に入っていることに苦痛を感じる人は、陰毛のすぐ上に5㎜の穴を開け、膀胱へ直接カテーテルを挿入します。これは**膀胱ろう**といいます。

尿道カテーテルも膀胱ろうも、一見不快感がありますが、実際に導入した患者さんは口を揃えては『楽！』と言います。私は、胃に穴を開けて栄養を注入するカテーテルを挿入する胃ろうを作ることには賛否両論あると思いますが、同じカテーテルでも排尿関係のカテーテル、特に作ることができるのでしたら膀胱ろうは、排尿困難の苦痛をかなり軽減するもので、おすすめの治療の一つです。

ベッド上を清潔に

可能であれば、最後の最後まで排泄はトイレでしてもらいたいですが、どうしても難しい場合、最低限ベッドの上は清潔に保ちたいものです。

一つのアイデアとして、ベッド上の清拭に吸水性の高いおむつを利用します。患者さんの体の下にフラットおむつを敷くことで、清拭のためにお湯をかけても、おむつが吸収してくれるのです。

陰部を洗うには、台所洗剤の空き容器のようなもので、水鉄砲のようにして使うといいでしょう。市販品では、シュピューラーがあります。もともと、痔の患者さんが患部を洗うために使うものですが、陰部清拭の水鉄砲として実に使いやすいものです。

排泄に関する苦痛に対してできること⑤

〝鼻から入れるチューブ〟は不要？

腫瘍があると、腸が動かなくなることがあります。そうなると、便が出ないどころか、ガスがおなかにたまり、苦痛を感じる患者さんも多いです。この状態を**腸閉塞**（イレウス）といいます。

腸閉塞は、胃がんやすい臓がんなどがおなかの中全体に種をまくよう（播種性）に、たくさんの小さな転移を起こして起こるがん性腹膜炎により起こります。大腸がんが発見されたときに閉塞が起きることがありますが、この場合が1箇所閉塞であるのに対して、がん性腹膜炎は何箇所も閉塞します。ですから、緊急手術をして閉塞している場所を取り除いても、また別の場所が閉塞する場合があるのです。そこで、鼻からイレウス管や経鼻胃管というチューブを挿入して、腸にたまったガスを開放します。みなさんは入院患者が鼻にチューブを入れている姿を実際に見たり、映画やドラマなどで見てイメージすることも多いと思います。あのチューブはそのためです。

しかし、〝鼻から入れるチューブ〟にはデメリットがあります。もちろんチューブそのものも患者さんにとって苦痛ですが、このチューブから腸液を排出しつづける期間が長くなると、その間高濃度の栄養を含む大量の輸液を24時間持続的に行う必要があります。ところが、高濃度の栄養を投与すると、がんが栄養を吸収してより症状が悪化するのです。

進行がんに対して一時的にチューブを入れることですぐ改善できるのなら〝鼻から入れるチューブ〟もする価値がありますが、患者さんの残された時間がわずかな場合は、**自分らしい時間を得ることを優先に考えて、導入を控える選択肢があってもいい**のではと思われます。患者さんにとって最優先なのは腸閉塞の苦痛を取り除くことであって、腸閉塞を治すことではないのです。

点滴は必要最低量（1日あたり500〜1000ml）として、少し脱水傾向にすることで嘔吐量や腹部膨満感を減らします。オクトレオチド（サンドスタチン®）300〜600μg（1日）というホルモンの薬や、制吐薬・鎮痙薬を使用します。なお、オクトレオチドは消化管ホルモンの異常産生する腫瘍（カロチノイド腫瘍やVIP産生腫瘍など）に適応があります。

7章

在宅でのケア

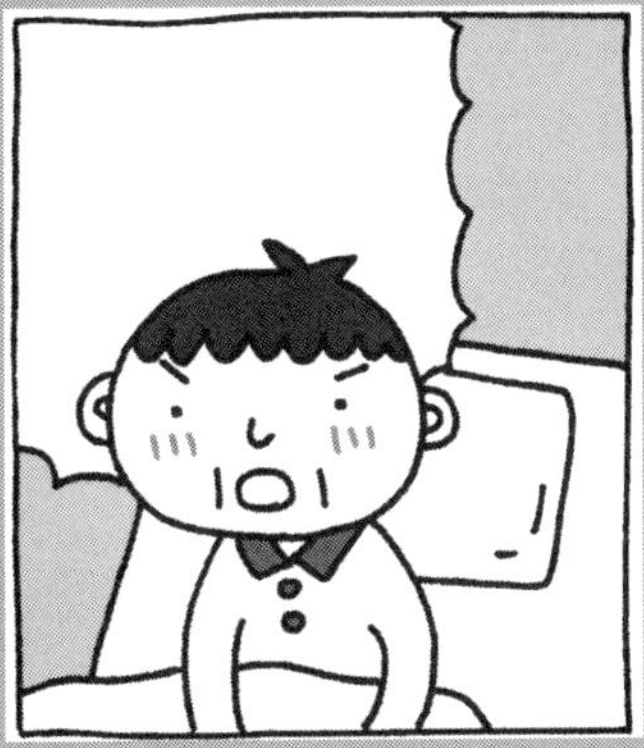

「家に帰ろう」

作：奥井　識仁
画：しんざきゆき

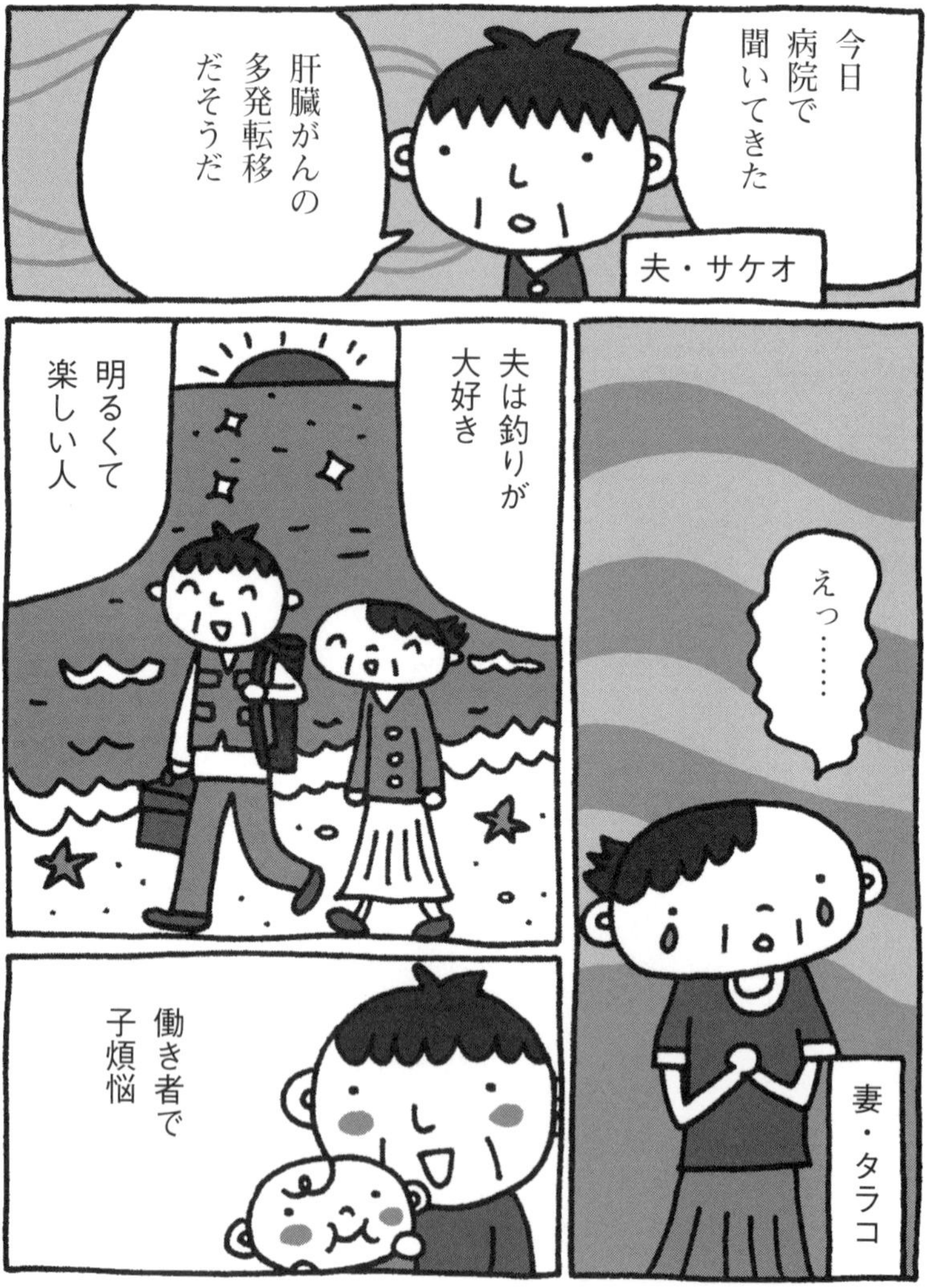
今日病院で聞いてきた
夫・サケオ
肝臓がんの多発転移だそうだ
えっ……
妻・タラコ
夫は釣りが大好き
明るくて楽しい人
働き者で子煩悩

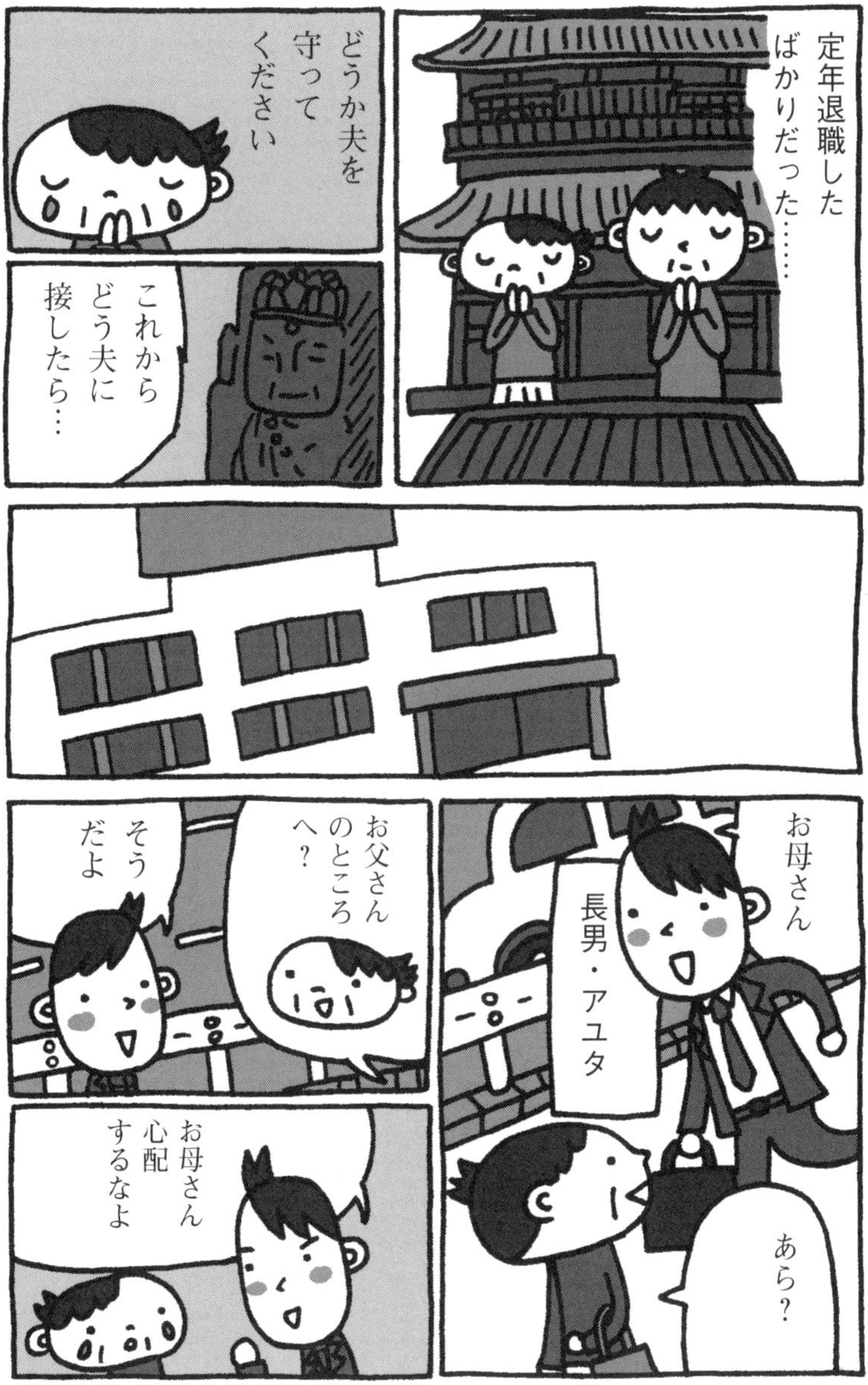
定年退職したばかりだった……
どうか夫を守ってください
これからどう夫に接したら…
お母さん
長男・アユタ
あら？
お父さんのところへ？
そうだよ
お母さん心配するなよ

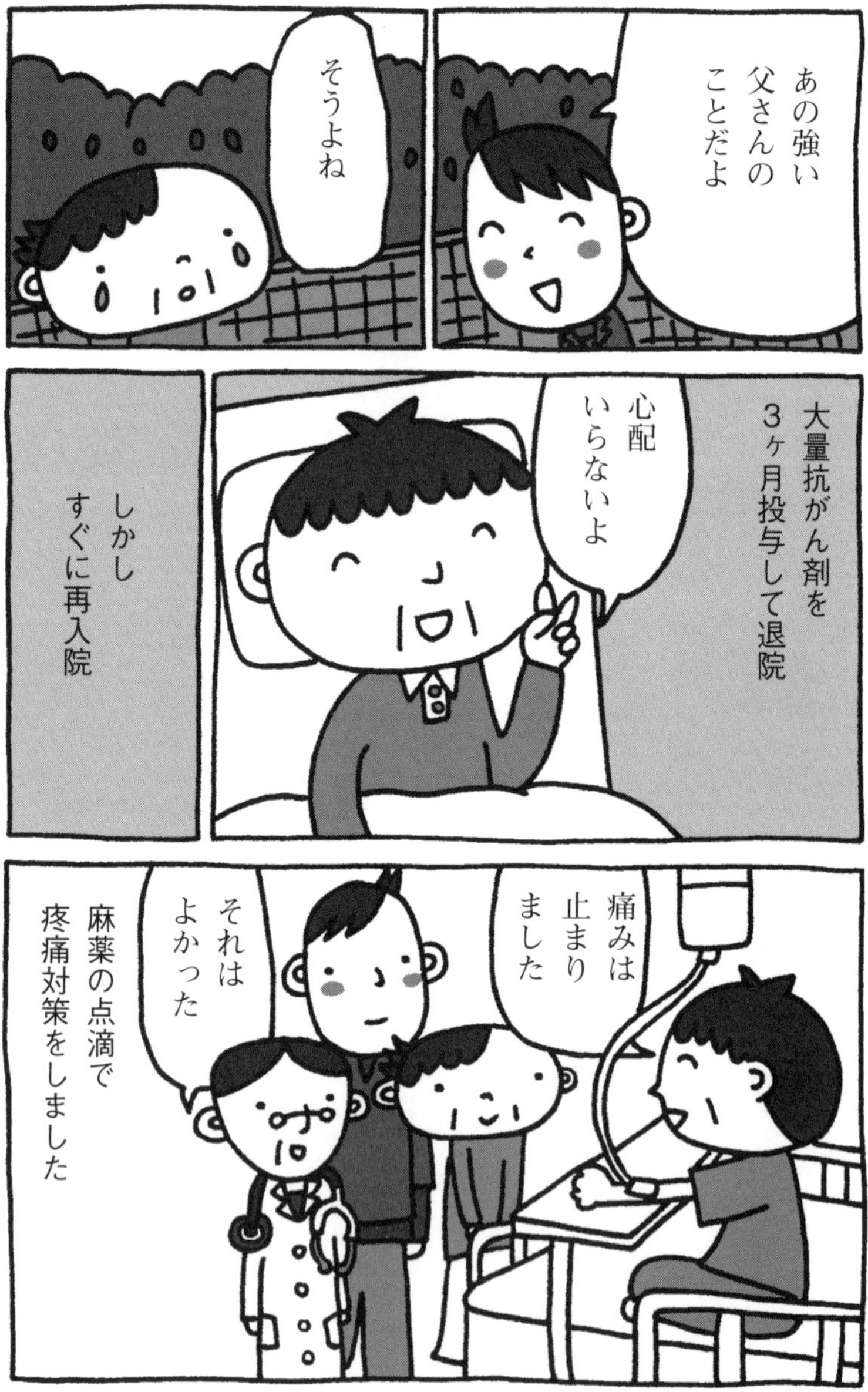
あの強い父さんのことだよ
そうよね
大量抗がん剤を3ヶ月投与して退院
心配いらないよ
しかしすぐに再入院
痛みは止まりました
それはよかった
麻薬の点滴で疼痛対策をしました

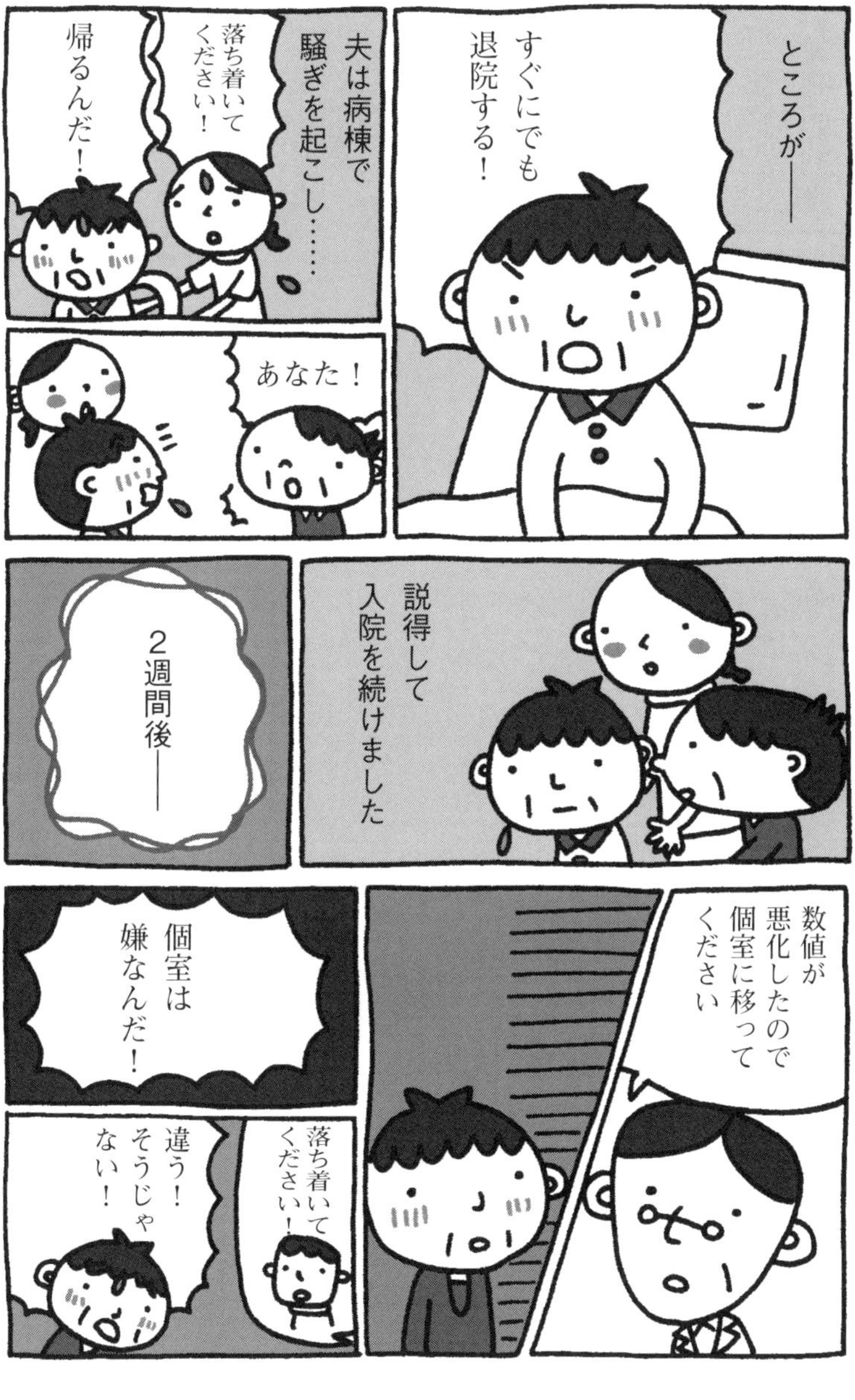
ところが――
すぐにでも退院する！
夫は病棟で騒ぎを起こし……
落ち着いてください！
帰るんだ！
あなた！
説得して入院を続けました
2週間後――
数値が悪化したので個室に移ってください
個室は嫌なんだ！
落ち着いてください！
違う！そうじゃない！

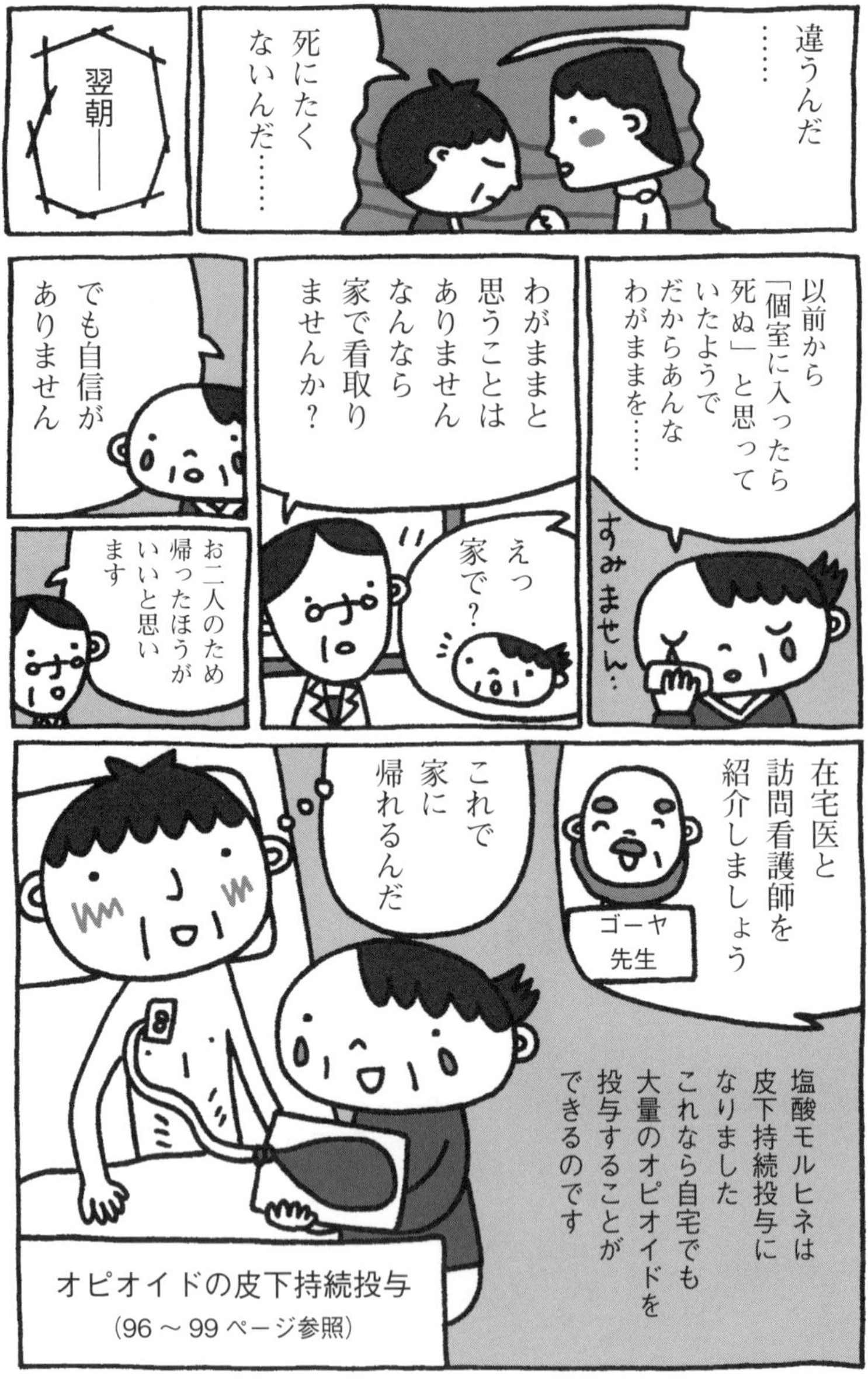

違うんだ……
死にたくないんだ……
翌朝——
以前から「個室に入ったら死ぬ」と思っていたようでだからあんなわがままを……
すみません…
わがままと思うことはありませんなんなら家で看取りませんか？
えっ家で？
でも自信がありません
お二人のため帰ったほうがいいと思います
在宅医と訪問看護師を紹介しましょう
ゴーヤ先生
これで家に帰れるんだ
塩酸モルヒネは皮下持続投与になりましたこれなら自宅でも大量のオピオイドを投与することができるのです
オピオイドの皮下持続投与
（96 ～ 99 ページ参照）

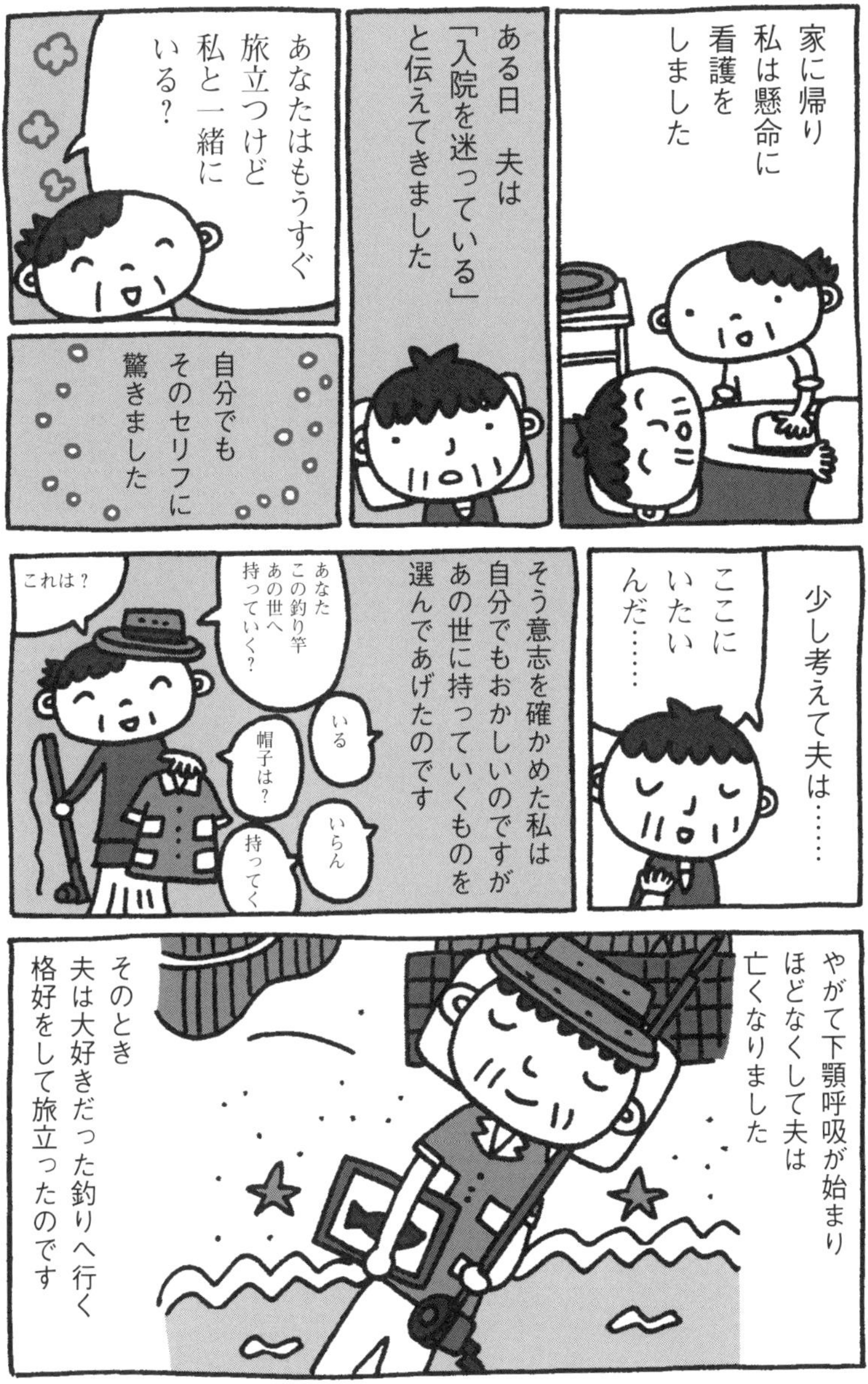
家に帰り
私は懸命に
看護を
しました
ある日　夫は
「入院を迷っている」
と伝えてきました
あなたはもうすぐ
旅立つけど
私と一緒に
いる？
自分でも
そのセリフに
驚きました
少し考えて夫は……
ここに
いたい
んだ……
そう意志を確かめた私は
自分でもおかしいのですが
あの世に持っていくものを
選んであげたのです
あなた
この釣り竿
あの世へ
持っていく？
いる
帽子は？
いらん
これは？
持ってく
やがて下顎呼吸が始まり
ほどなくして夫は
亡くなりました
そのとき
夫は大好きだった釣りへ行く
格好をして旅立ったのです

家に帰りたくなったら

長い入院生活の中で『家で過ごしたい』という思いがわくのは当然のことです。

そんなとき、医師に遠慮はいりません。治療を中断してもかまいません。誰でもいいですから、まずその気持ちを伝えましょう。

しかし、あなたの帰りたいという気持ちに反する、いろんな現実的な問題があるかもしれません。

『まだまだ、この体力じゃ無理だ』

『もう少しよくなってから……』

『一人暮らしだから無理だ』

そんなことはありません。いろんなアイデアを出して乗り越えましょう。

前ページのマンガでは、患者であるお父さんが「帰りたい」と言ったとき、看護の中心となる息子さんがまだ若いので、さまざまな技術的なことや先行きの不安から、周囲も看護師も反対しました。でも主治医の私と息子さん自身だけが賛成したのです。

でも、それはあくまで一部の見方です。患者さん自身の**「帰りたい」という気持ちがす**

べてです。

ある男性の患者さんがいました。彼はいままで一人暮らしで自由に生きてきたので、まわりの人からよく思われていませんでした。にもかかわらず、彼は「最期は自宅で迎えたい」と望みました。

すると、どうでしょう。隣家のおばさんや向かいのおばさんが、「近所みんなで、彼の見回りをする」と言い出したのです。何だかんだいっても、隣近所で過ごしてきた仲です。「いい看取りをしてあげたい」「嫌な気分で旅立ってほしくない」――こうした町内の気持ちに応えながら、私は往診を繰り返しました。訪問看護も頼みました。24時間誰かがつきっきりというわけにはいきませんが、近所の仲間はできるだけ彼に会いにいきました。

ある日、彼はとてもおいしいメロンを一つ全部自分で食べてしまいました。みんなあきれて帰ってしまいました。その翌朝、私が様子を見に行ったら、彼は静かに亡くなっていました。きっと満足のいく死であったと思います。

私が定期的に見に行っていましたので法律的にも問題なく、自然死として天寿を終えたことになります。一人暮らしでも、自分の家で幸せな最期を迎えることはできるのです。

子供たちの受け入れ

あなた自身が病気で家に帰る場合も、あなたが病気の家族をつれて家に帰る場合も、大切な家族である子供たちの受け入れは重大な問題です。子供たちを傷つけることなく、旅立ち前の患者さんと一緒に暮らすにはどうしたらいいか悩むことも多いかと思います。

アメリカの研究では、子供は小学校3年生からはっきりと死というものを理解できるとされますが、小学校1年生でも理解できる子はいます。旅立つ際に、あなたが、あるいはあなたの家族が子供たちの心の中で〝**よい思い出**〟として生きていくことができれば、それは彼らにとってとても大きな財産になります。

あなた自身が病気の場合は、できる限り子供たちと接する時間を作りましょう。ある膀胱がんの患者さんは、調子の悪いときはいつも入院して点滴やオピオイドを投与しましたが、体調が戻るとすぐ退院しました。そして毎回退院する度に、お孫さんをすべて集めて寿司をとりました。患者さん本人は1カン食べるのが精一杯ですが、お孫さんが元気よく食べる姿を見て満腹感を感じたそうです。お孫さん自身も、病気のはずのおじいさんが定期的にパーティを開いて笑顔で迎えてくれるので驚いたそうです。

また、あなたの両親が病気で看取りをしないといけないとき、そして、わが子に積極的に理解して成長してほしいと願うときは、事前に**死をテーマにした童話を読み聞かせする**とよいでしょう。以下、私のおススメする童話を紹介します。参考にしてください。

『**おじいちゃんのごくらくごくらく**』西本鶏介＋長谷川義史（鈴木出版）は、おじいちゃんと孫の交流を描いた童話です。物語ももちろんですが、おじいちゃんと孫が一緒におふろに入る絵が最高で、何度もこの絵を見返してしまうほどです。

『**おじいちゃんがおばけになったわけ**』キム・フォップス・オーカソン＋エヴァ・エリクソン（あすなろ書房）はデンマークの絵本です。亡くなったおじいちゃんが、孫の元におばけとなって帰ってきます。おじいちゃんには何か心残りがあったようですが……。

『**観瀾斎の千の風に**』観瀾斎（オークラ出版）は、大ヒット曲『千の風になって』の原詩をモチーフに、版画家さんが描いた絵本です。大人でもドキッとするような絵が特徴。

『**いのちのあさがお**』綾野まさる＋松本恭子（ハート出版）は、白血病で亡くなった少年とその死後に大きな人の輪が生まれた物語。子供がダイレクトに死を考えるきっかけになる本だと思います。

ほかにもたくさんあるので、お気に入りの童話を書店で探してみてください。

在宅ケアで利用できるサービス

在宅ケアのために利用できるサービスには、以下のものがあります。

①かかりつけ医

定期的な訪問診療、急変時の対応、訪問看護の指示をしてくれたりする在宅ケアの大黒柱です。痛みなどの症状のコントロールをしたり、病状を説明してくれたりもします。入院中の病院主治医から紹介されたら、ぜひ病院主治医とかかりつけ医の連携が図りやすくなるよう積極的に働きかけてください。

②病院の医療相談室

大きな病院には患者さんやその家族からの相談を受け付ける部署（医療相談室など）があることが多く、医療相談員や看護師が常駐しています。在宅ケアに関するあらゆる悩み、相談に乗ってくれます。

③ケアマネージャー

介護保険にて要支援・要介護と認定された人にとっては、この上なく心強い存在です。

自宅療養でどのようなサービスを受けられるか一緒に考えてくれる介護の専門家で、よいケアマネージャーを探すことは充実した在宅ケアを受けるという意味で大変重要です。かかりつけ医や病院の医療相談室などに質問して、評判のよい介護施設やケアマネージャーの情報を得ましょう。

④訪問看護

看護師免許を持つ看護師もしくは保健師・助産師が、かかりつけ医と連携して、直接自宅を訪問し、身の回りの世話や医療処置などをします。訪問看護を受けたい場合、医療保険を利用の場合は最寄りの訪問看護ステーションかかかりつけ医に、介護保険を利用の場合はケアマネージャーに申し込んでください。

⑤訪問介護（ホームヘルパー）

介護保険にて要支援・要介護と認定された人が利用できるサービスです。料理や掃除などの家事から、通院介助、入浴、排泄などといった日常生活の手伝いをしてくれます。通院の介助をしてくれることもあります。

⑥訪問リハビリテーション

たとえ末期でもリハビリテーションは大きな効果を示します。理学療法士、作業療法士、言語聴覚士が自宅を訪問し、上手に身体を動かしてベッドから降りるコツや、家族へは介助の仕方などを指導してくれます。利用するためには主治医かケアマネージャーに申し込みます。介護保険でも医療保険でも利用することができます。

⑦社会福祉協議会

地域住民の生活を支援するために、さまざまな福祉サービス、相談活動などを行っています。社会福祉法という法律で定められ、行政区分ごとに組織されています。読者の皆さんに一番身近であろう市町村社会福祉協議会では、デイサービス、ホームヘルプサービス、介護の相談窓口、車椅子の貸し出し、障害者・高齢者の見守り活動、介護保険の適応にならないサービスの提案などを行っています。

⑧市町村役所の窓口

市町村役所の窓口にて、在宅ケアの際に受けられる行政サービス（介護保険で受けられるサービスや医療費の助成など）の情報を教えてもらえます。各自治体によってそれぞれ管轄する部署名が変わりますので、総合受付などで確認してください。

⑨保健所

保健所でも在宅ケアに関する相談を受け付けています。地域医療の拠点となっているところもあり、さまざまな情報を得ることができます。

⑩成年後見人制度

認知症、知的障害、精神障害などの理由で判断能力の不十分な方々は、不動産や預貯金などの財産を管理したり、身のまわりの世話のために介護などのサービスや施設への入所に関する契約を結んだり、遺産分割の協議をしたりする必要があっても、自分でこれらのことをするのが難しい場合があります。また、自分に不利益な契約であってもよく判断ができずに契約を結んでしまい、悪徳商法の被害にあう恐れもあります。このような判断能力の不十分な方々を保護し、支援する制度です。

在宅ケアにかかるお金はいくら？

現実的な問題として、在宅ケアにかかるお金を調べてみました。目安にしてください。

①介護保険制度

「**介護保険制度**」を用いると、在宅で過ごす上でのサービスが総費用の1割の負担で受けることができます。65歳以上の方（1号被保険者）と40歳以上で「特定疾病（がん末期を含む）」に該当する方（2号被保険者）は、体の状態を考慮して介護保険を受けられます。介護保険を申請した後に主治医の意見書が必要です。

②高額療養費制度

医療保険の毎月の自己負担額が一定以上になると「**高額療養費制度**」にて払い戻しを受けることができます。通知がくるものではありませんので、自分から国民健康保険課などへ相談して申請する必要があります。病院や薬局から受け取った領収書が必須です。

③在宅療養支援診療所

２００６年４月施行され、24時間医師または看護師が連絡を受けて訪問を行います。

④実際にかかる費用の一例

訪問看護は、介護保険、医療保険の両方で利用することができ、その利用回数および料金はそれぞれ違います。介護保険では自己負担は1割で、1回90分まで利用でき、利用時間ごとに料金が変わります。医療保険では自己負担が1～3割で、原則として週3回まで（月12回まで）利用できます（下表参照）。

医師による訪問診療は医療保険が適用されます。週1回の医師による往診で、在宅総合管理料（院外処方）42000円と医師の訪問診療（月4回）8300円×4＝33200円のうち、1割から3割の自己負担がかかります。

高額医療費制度を利用すると、70歳未満では上限80100円、70歳以上（在宅ケア）では上限1割負担が12000円・3割負担が44400円となり、上限をこえた分は払い戻しになります（所得、総額医療費により異なります）。

［表］訪問看護における介護保険と医療保険の料金比較

介護保険	30分未満	449円	利用者の負担割合	1割
	30分以上60分未満	876円	衛生材料	実費
	60分以上90分未満	1264円	交通費	なし
医療保険	週3回（月12回）まで		利用者の負担割合	1～3割
			衛生材料	実費
			交通費	1回300円

周りの人への気づかい

あなたが人付き合いが好きで、これまで周りの人や友人を大切にしてきたならば、連日自宅にお見舞い客がやって来ると思います。あなたの家族がそういう人だった場合も、あなたの家族のためにお客さんが来ることでしょう。

気心の知れた人たちに会って話すのはとても楽しいですし、また嬉しいことですが、その一方で、精神的にも体力的にも非常にエネルギーを使います。体調によっては、お客さんが帰った後にグッタリしてしまうかもしれません。

ですから、**時にはお見舞いを断る勇気も必要**です。

いま一番大切なのは、あなたが一番大切にしている人の心に、いい思い出として笑顔を残すことだと思います。あなたの疲れた顔、つらそうな顔を見るのは、お客さんも望んでいないでしょう。

お客さんが来たときのためにエネルギーを温存しておくこと――これも、周りへの気づかいではないでしょうか。

ちょっとしたアイデアも役にたちます

家で過ごすことは、病院と異なり医療設備が十分でないことから、不安も多いかもしれません。でも、家にあるちょっとしたもので、いろんなことができるのです。

①ビニールシート

ベッドの上で清拭などするときに便利です。周りに水をこぼさないようにできます。陰部のみを洗いたいときは、安価なおむつを下に敷くのもよいと思います。

②おむつ

人は、旅立つ前日でも「トイレへ自分で歩いて行きたい」と願うものです。でも、トイレまで間に合わないときは、おむつをベッドの脇に準備しておき、その中にしてしまうのもいいと思います。また、自己導尿をする際にも手元にあると便利です。

③S字フック

家に往診の医師がきたときに、少しだけ点滴をすることがあります。こんなとき、ベッドの置いてある部屋の天井などにS字フックをかけておくと、点滴をぶら下げるのにピッタリです。１００円ショップで購入でき、大体２kgまで支えられるものであれば十分です。

④古布

古くなったTシャツを捨てずにとっておき10cm×10cmに切っておくと、清拭の際に使用できる布として活躍します。やわらかい布は、トイレットペーパーより拭きやすく、肌の刺激も少ないです。

⑤抱き枕

抱き枕をかかえて横向きに寝ると体が楽になります。そこで、枕として抱けるような感じのものを勧めます。大きさは1歳児ぐらいです。かけ布団をロールのように丸めてもいいでしょう。

⑥計量カップと痰入れ

排泄の際に毎回ウォシュレットで陰部を洗浄できる状況ならいいですが、ときにはポータブルトイレを使わざるを得ない場合があります。拭き残した排泄物や垢は臭いだけでなく、かゆみや発赤の原因となります。そんなとき、計量カップにお湯を入れ、簡易ウォシュレットとして使うのです。痰入れはお湯を張り、男性のペニスの洗浄に使います。計量カップも痰入れも１００円ショップで手に入ります。

【図】ちょっとしたアイデアの実例写真

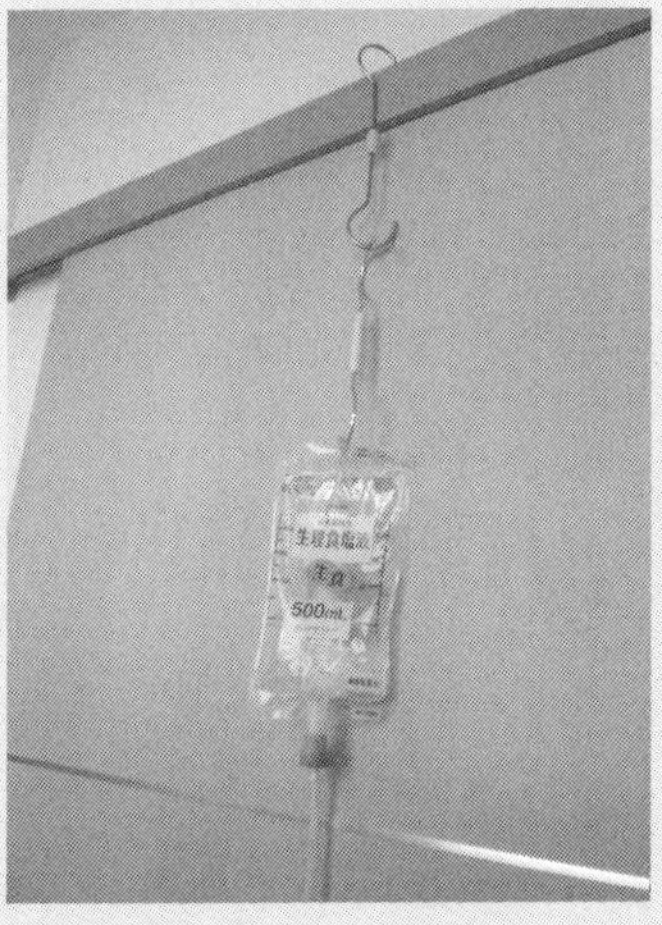

S字フック。家庭で点滴を使用するときに便利です。

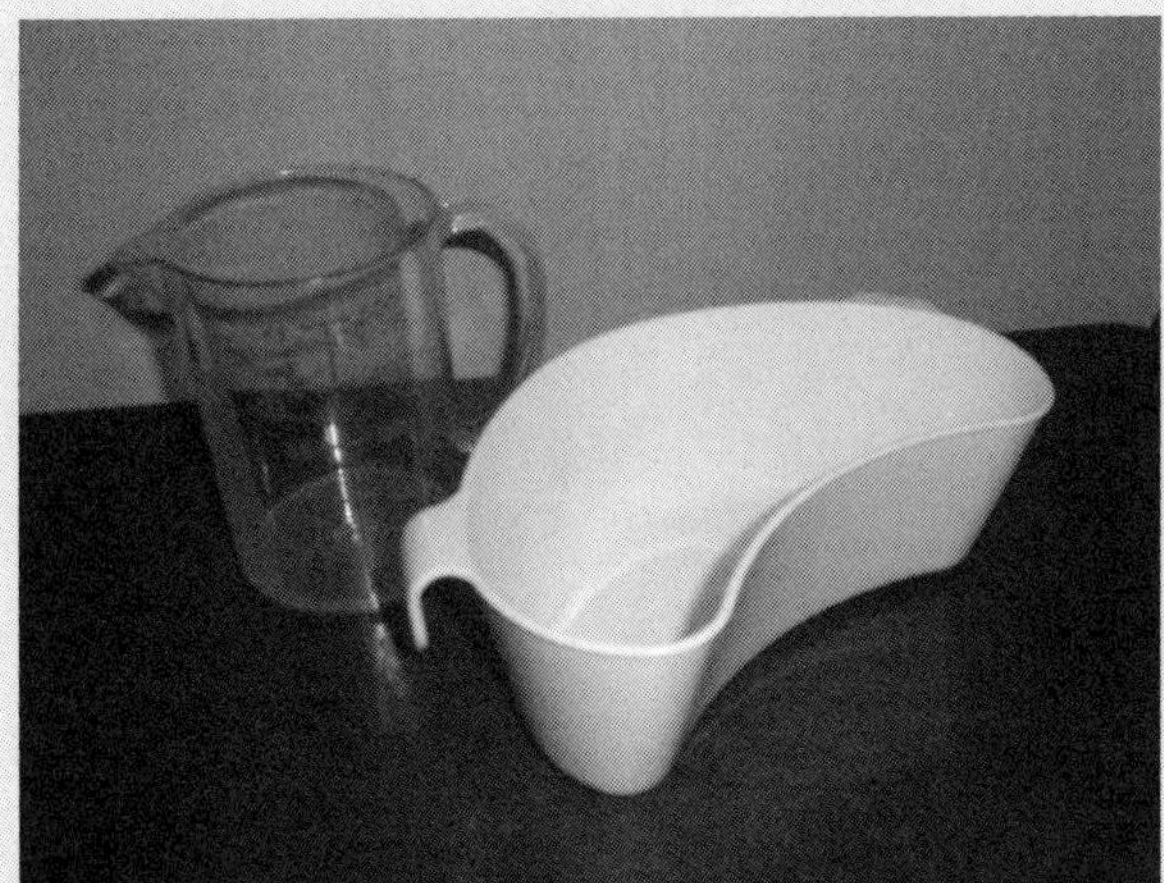

陰部ケア用の計量カップと陰部洗浄用の痰入れ

般若心経で心を落ち着かせましょう

日頃から宗教を持っている人にとっては当たり前のことですが、宗教の教典には心を落ち着かせることがたくさん書いてあります。

ただ、いろいろな宗教がありますので、例として日本人に一番知られている仏教の中から**般若心経**をとりあげてみます。般若心経は、最後に『般若心経』という語句が出てきます。これは『**以上が般若の心の教えであり、般若の真髄の教えである**』という意味です。

医師の私に詳しくはわかりませんが、観音様のような自由自在の心を持つことなのだそうです。ありのままをそのまま受け入れて、やわらかい心で観察するとされています。

最近読んだ名取芳彦さんの『**心がすっきりかるくなる　般若心経**』（永岡書店）が非常にわかりやすいので、最後の部分を引用してみます。心が満たされること請け合いです。

さあ、死んでも死なない、老いても老いない、心を小さくするようなことにはこだわらない、彼岸の心に向かって、ギャイテイしよう（行こう）ではありませんか。心のそうじを、さわやかに、朗らかに、続けていこうではありませんか

あなたの心を満たすこと②

大好きな映画の世界に入ってみましょう

映画の世界にどっぷり入ることで、心が満たされることがあります。

楽しかった映画、わくわくした映画、旦那さんや奥さんと初めて見に行った映画、いまはほとんどの映画がＤＶＤとして、自宅で見ることができます。

まるでその時代にタイムスリップしたような気分になれるだけでなく、意外な作品の意外な一言が、自分の生き方にとてもいいヒントを与えてくれるかもしれません。

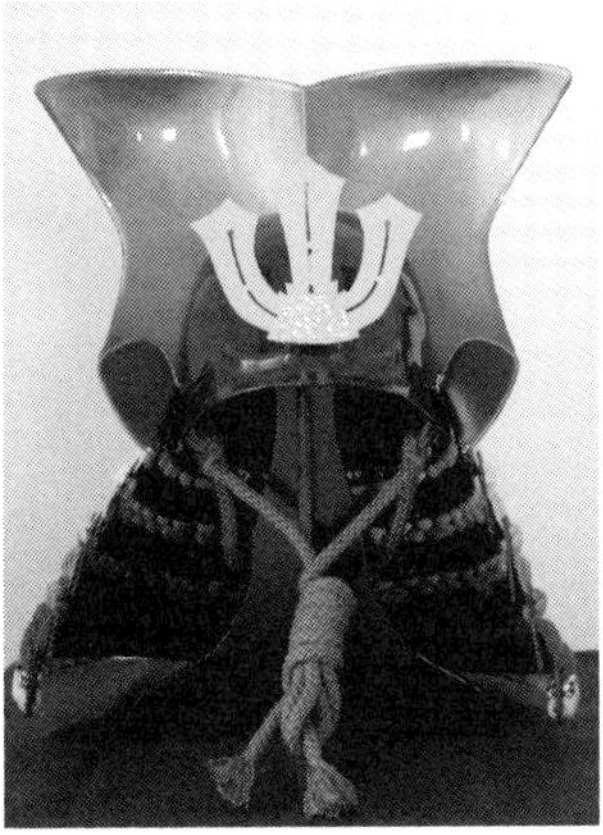

黒澤明監督映画『影武者』の兜（写）（筆者所有）

光と季節を感じてみましょう

落ち込んできたときは、**生命エネルギー**の塊のようなものに触れてみると、とても落ち着くといわれます。太陽の光、道端の植物、元気な小動物――これらはみんな生命エネルギーにあふれていて、手にとると、命をわけてくれるような気持ちになれます。ナイチンゲールは、『**人間は花のように太陽の方を向きます**』と書いています。

できるなら外に出て、難しいなら窓を開けて、季節を肌で感じてみましょう。季節の移り変わりは、また生きている実感を味わえるものです。四季のはっきりした日本ならではです。

そして、新しい旬の食材がきたら、さっそく天ぷらにして食べてみてください。植物や魚たちの命から、生命エネルギーが手に入ります。

そして、気持ちよく感じているあなたを見て、周りの人も気持ちよく感じることができるのです。

8章

旅立ちの瞬間

「旅立ちまでの過ごし方」

作：奥井　識仁
画：しんざきゆき

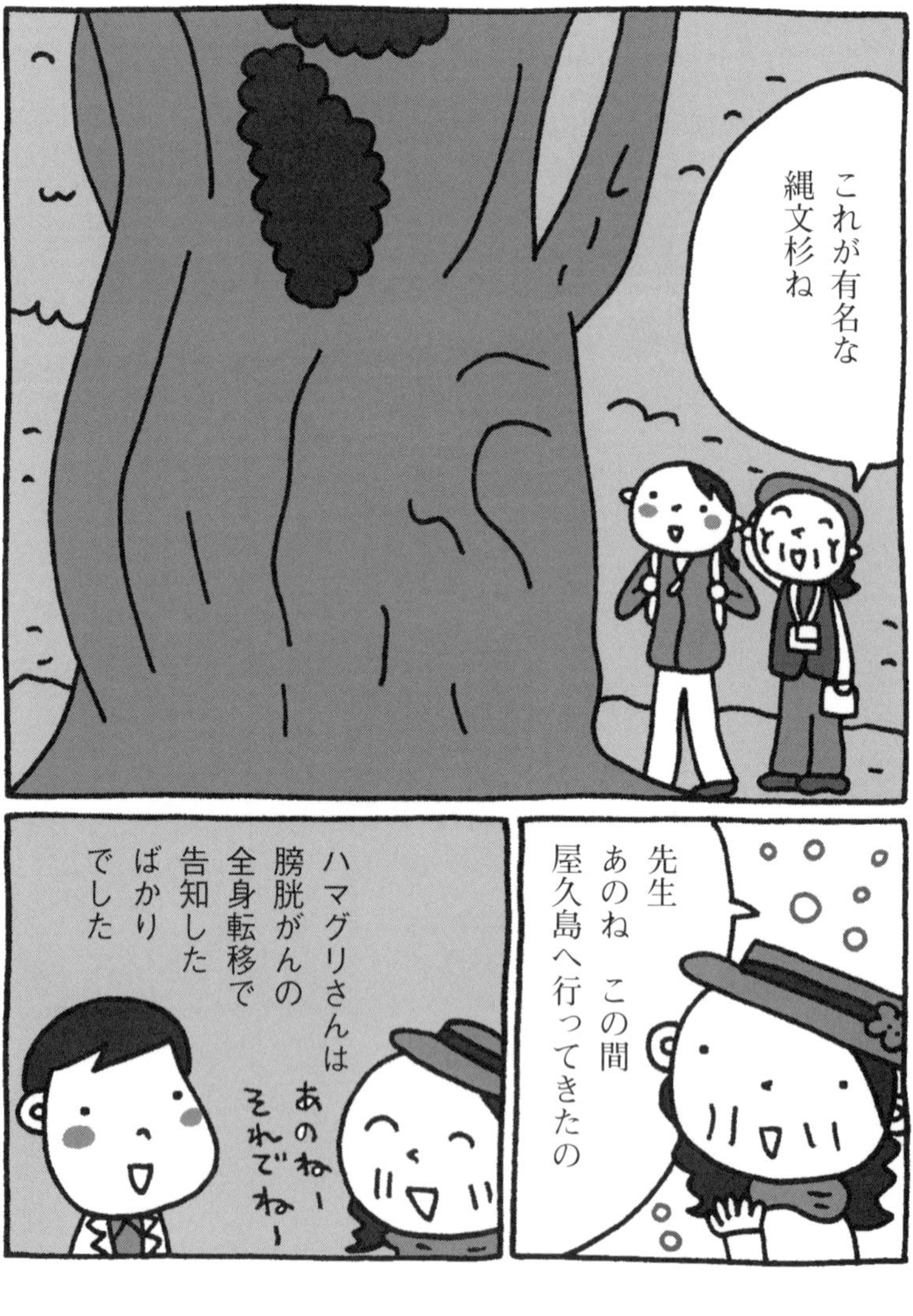
これが有名な
縄文杉ね
先生
あのね　この間
屋久島へ行ってきたの
ハマグリさんは
膀胱がんの
全身転移で
告知した
ばかり
でした
あのねー
それでねー

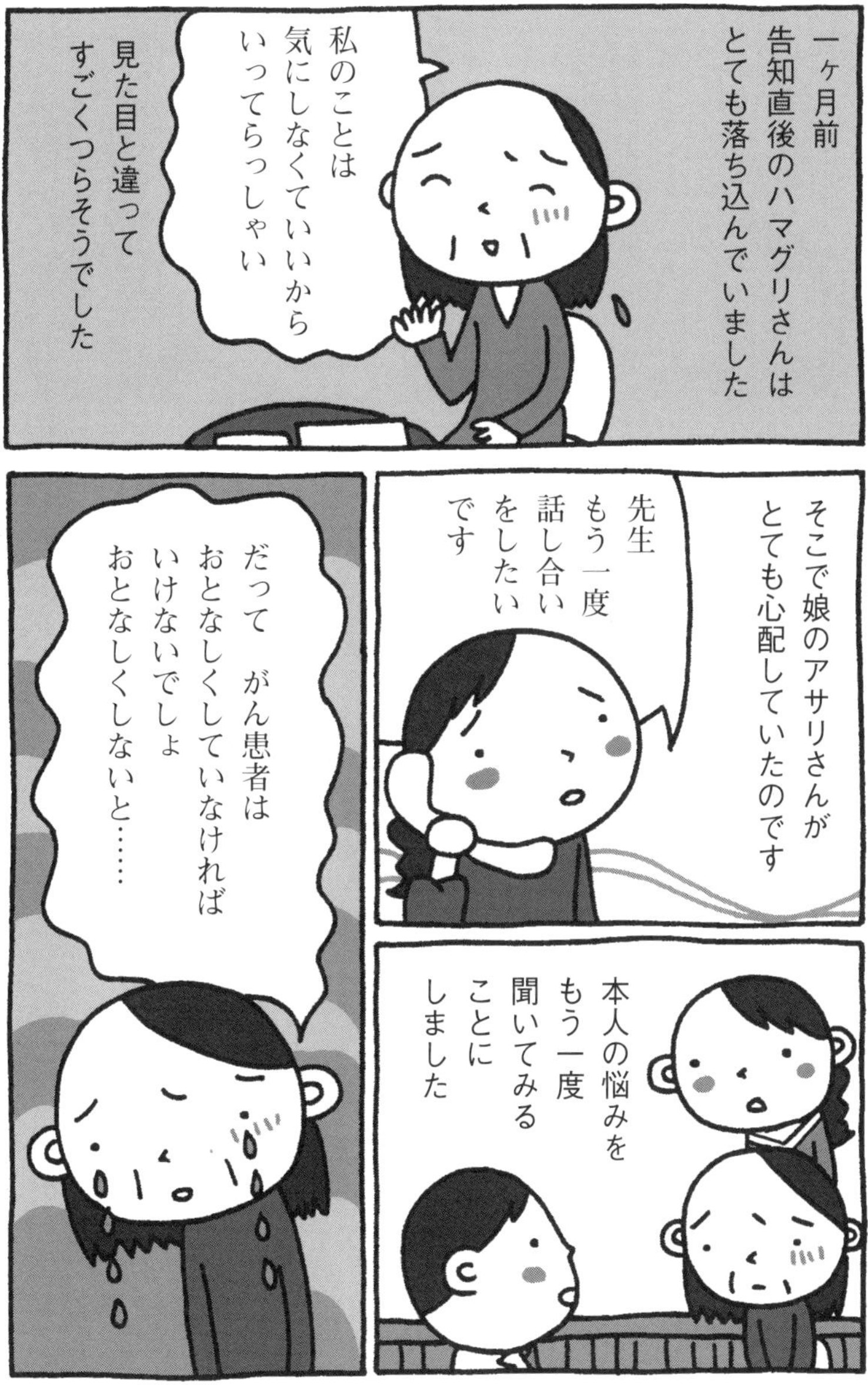
一ヶ月前
告知直後のハマグリさんはとても落ち込んでいました
私のことは気にしなくていいからいってらっしゃい
見た目と違ってすごくつらそうでした
そこで娘のアサリさんがとても心配していたのです
先生もう一度話し合いをしたいです
本人の悩みをもう一度聞いてみることにしました
だって　がん患者はおとなしくしていなければいけないでしょおとなしくしないと……

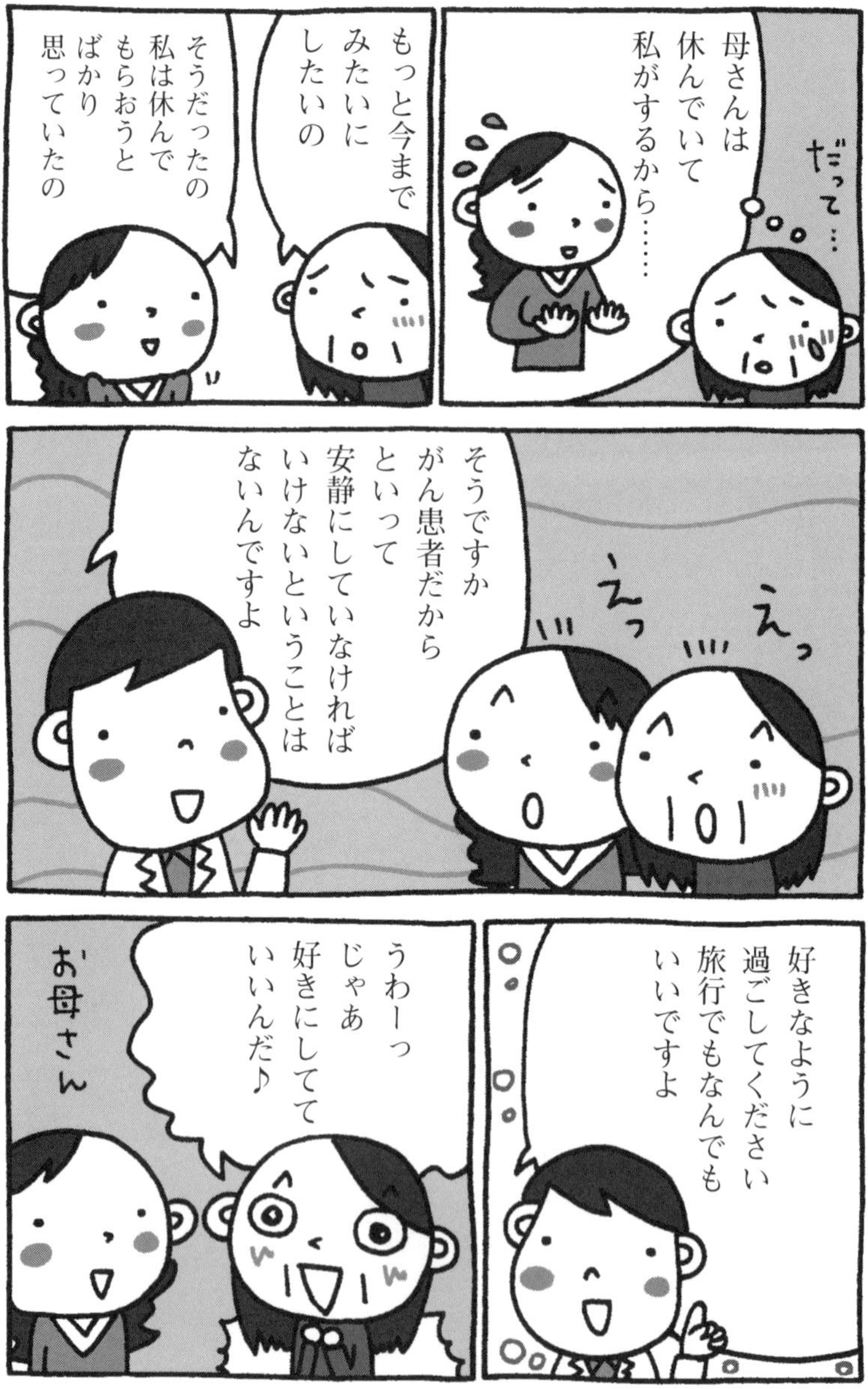
だって…
母さんは休んでいて私がするから……
もっと今までみたいにしたいの
そうだったの私は休んでもらおうとばかり思っていたの
そうですかがん患者だからといって安静にしていなければいけないということはないんですよ
えっ
えっ
好きなように過ごしてください旅行でもなんでもいいですよ
うわーっじゃあ好きにしてていいんだ♪
お母さん

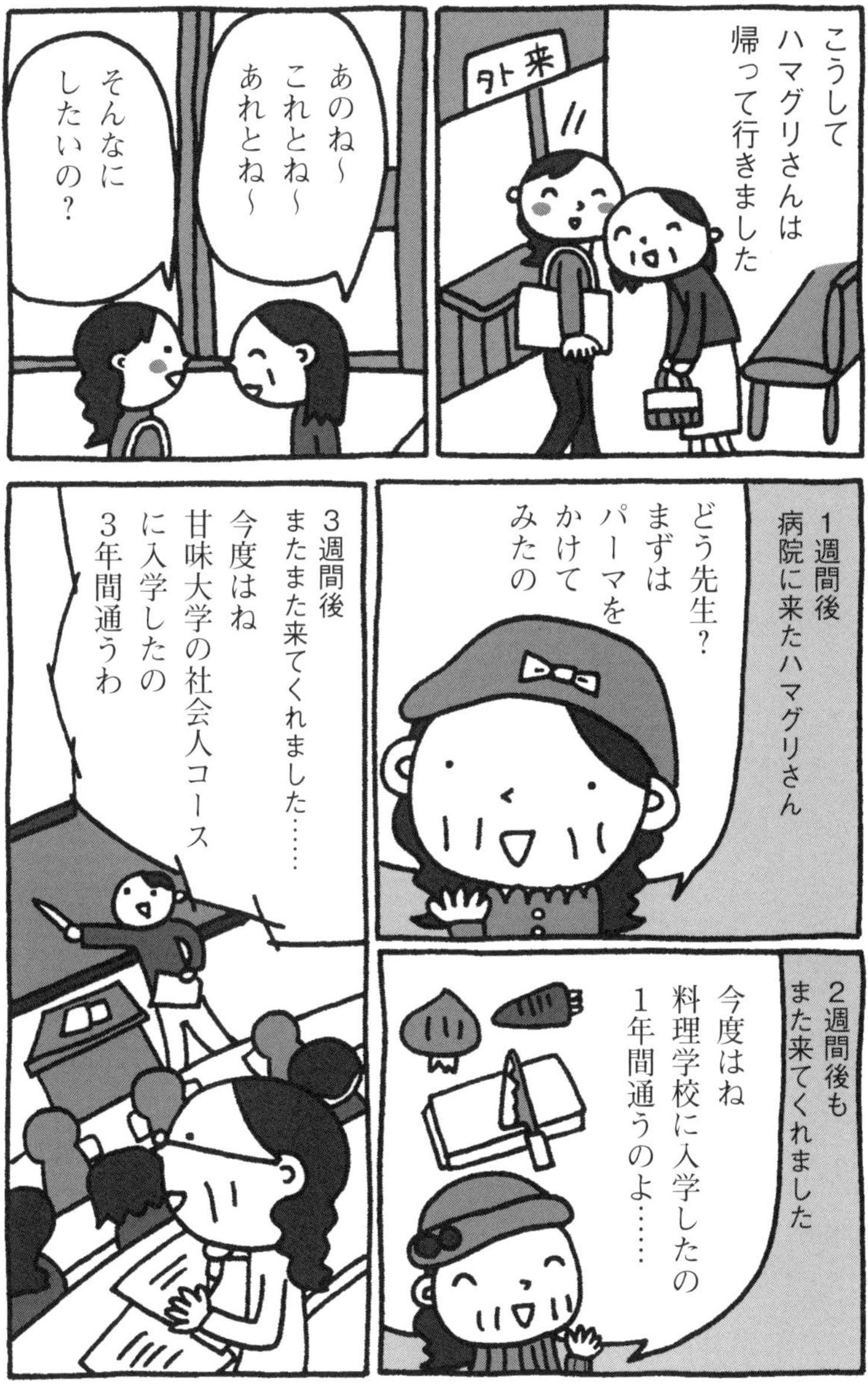
こうして
ハマグリさんは
帰って行きました
外来
あのね～
これとね～
あれとね～
そんなに
したいの？
1週間後
病院に来たハマグリさん
どう先生？
まずは
パーマを
かけて
みたの
2週間後も
また来てくれました
今度はね
料理学校に入学したの
1年間通うのよ……
3週間後
またまた来てくれました……
今度はね
甘味大学の社会人コース
に入学したの
3年間通うわ

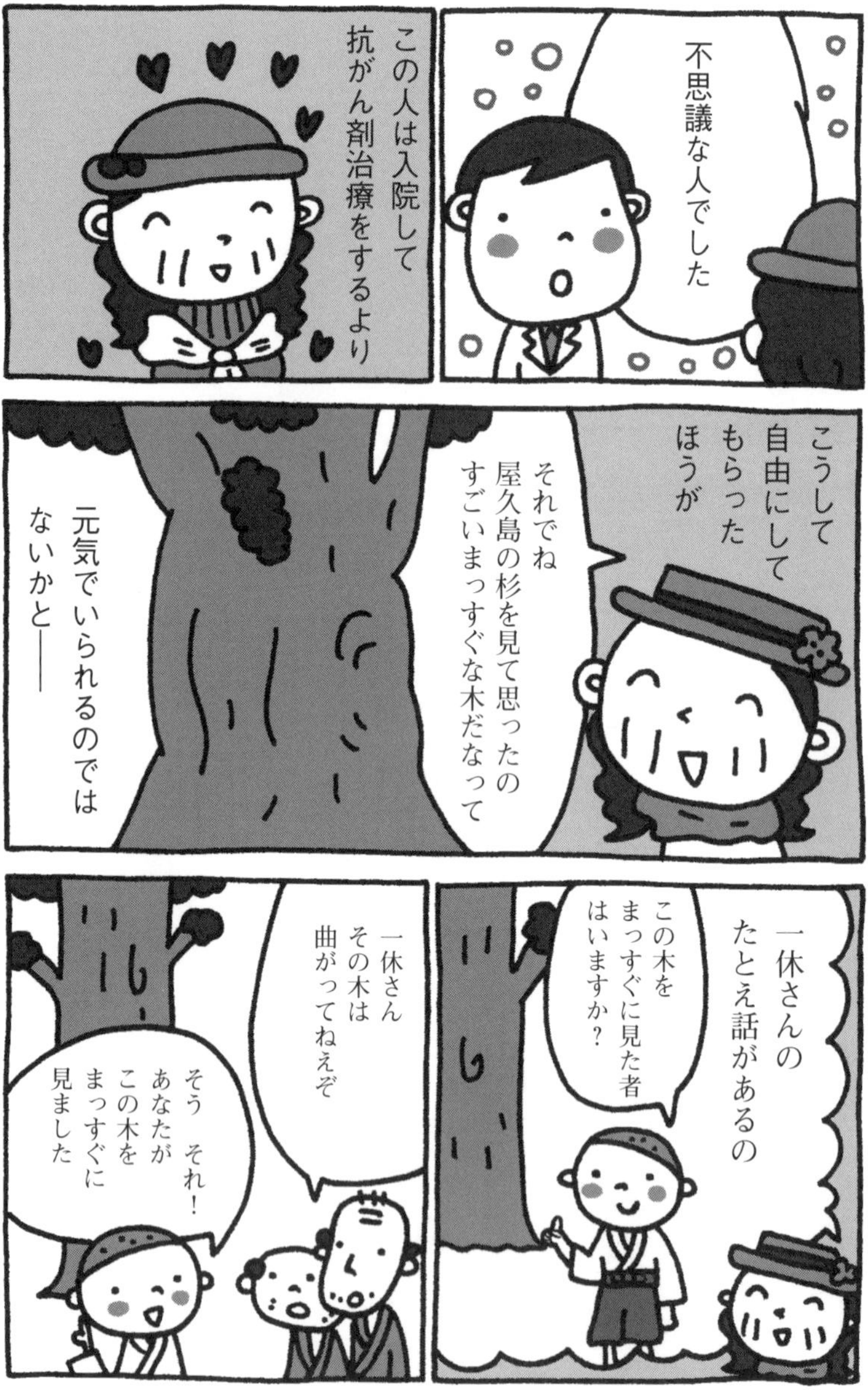
不思議な人でした
この人は入院して
抗がん剤治療をするより
こうして
自由にして
もらった
ほうが
それでね
屋久島の杉を見て思ったの
すごいまっすぐな木だなって
元気でいられるのでは
ないかと――
一休さんの
たとえ話があるの
この木を
まっすぐに見た者
はいますか？
一休さん
その木は
曲がってねえぞ
そう　それ！
あなたが
この木を
まっすぐに
見ました

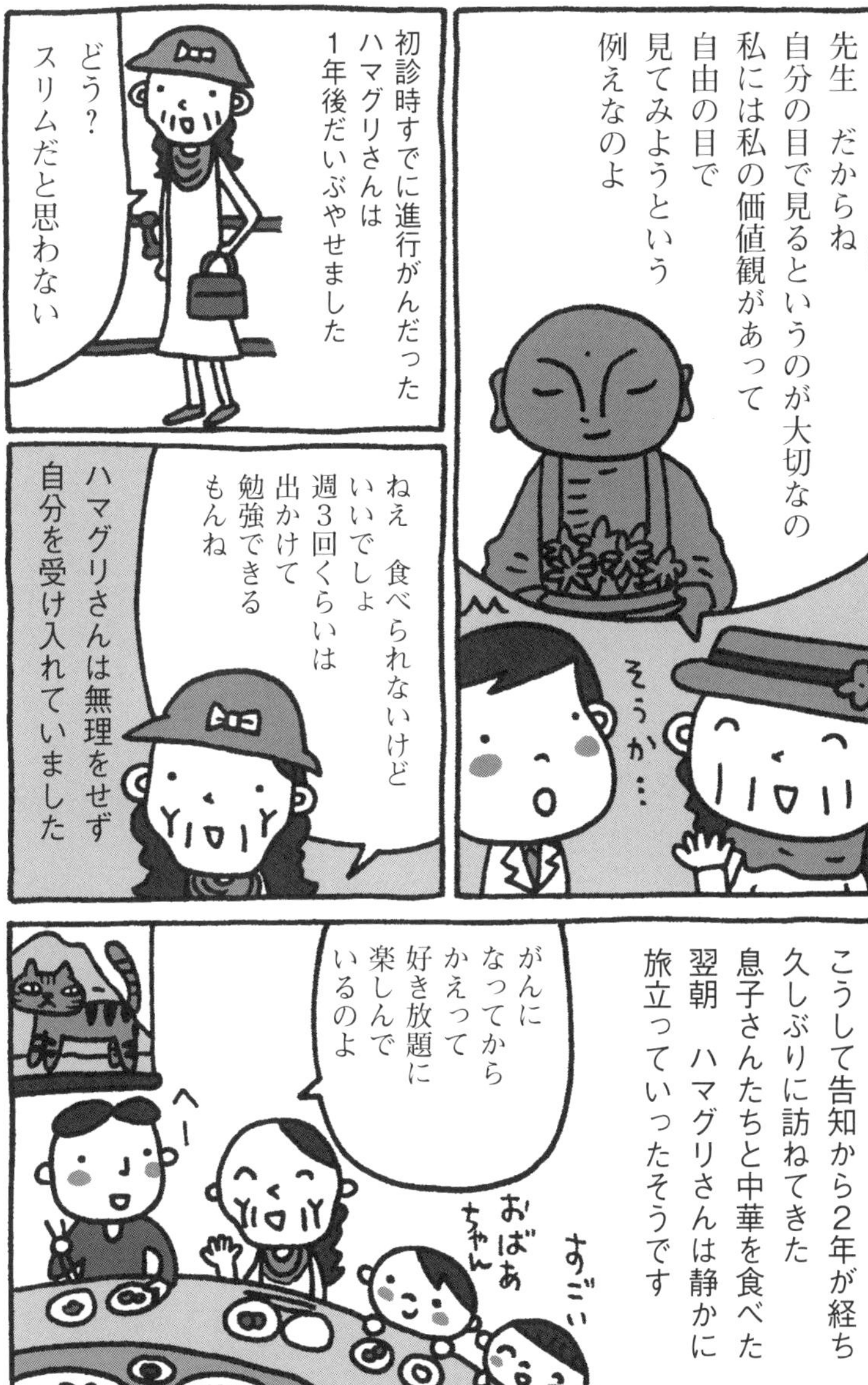
先生　だからね　自分の目で見るというのが大切なの　私には私の価値観があって　自由の目で　見てみようという　例えなのよ
そうか…
初診時すでに進行がんだった　ハマグリさんは　1年後だいぶやせました
どう？　スリムだと思わない
ねえ　食べられないけど　いいでしょ　週3回くらいは　出かけて　勉強できる　もんね
ハマグリさんは無理をせず　自分を受け入れていました
こうして告知から2年が経ち　久しぶりに訪ねてきた　息子さんたちと中華を食べた　翌朝　ハマグリさんは静かに　旅立っていったそうです
がんに　なってから　かえって　好き放題に　楽しんで　いるのよ
へー
おばあちゃん
すごい

旅立ちまでの体の変化

とうとう旅立ちのときが近づいてきました。まずは簡単に、旅立ちまでの体の変化をシミュレートしてみます。

旅立つ前の準備として、食べる量が少しずつ減ってきます。眠っている時間が長くなり、ときどき、寝ぼけたことを言います。場所と時間を間違えたりします。でも、お孫さんが来たときだけは、しっかり目をあけて会話をすることもあります。

足、下半身の動きが少なくなり、やがて、手もあまり動かなくなります。

家族の手で、ときどき体向をします。やせて小さくなってきたので、軽く向きを直すことができます。本人も、動かすとラクになるときもあります。

呼吸がだんだん弱くなり、大きな呼吸や小さな呼吸が出たりします。このときは、ほとんど寝ていて、起きることはありませんが、家族の声は聞こえると思います。

顎をしゃくるような呼吸をします。眉間にしわが寄っていることもありますが、痛いわけではありません。大きな動作の呼吸です。この呼吸が始まれば、もう目を覚ますことはありません。

血圧が少しずつ下がり、末端の足、手から下半身、上半身と順に役目を終えて、ゆっくり機能をすることをやめていきます。たぶん、最期まで家族の声を聞くことができるように、脳と心臓に血液をまわしていくのでしょう。

もう目覚めることはありませんが、手を握れば心は伝わると思います。

そして、息が次第に小さくなり、旅立っていくのです。

どの時点で医師を呼ぶかは、あなたの自由です。あわてなくてもいいです。旅立ちがあったら、その時間を記録しておいてください。

やせていくのは自然なこと

旅立つ前には、食事の量が減ります。でもそれは、とても自然なことです。

1日中寝て過ごしているのでカロリーを必要としないし、消化管がもう以前のようには動かないからです。

体に任せて過ごしていくと、やがてやせていきます。とても軽く、自分で体を動かすのにちょうどよい程度の重さです。

家族が、ときどき体の向きをかえてあげることを、**体向**といいます。軽い体だと、簡単にできます。ベッドから体を持ちあげて、蒸しタオルで拭くのも楽にできます。

本来、自然の天寿は、こうしてやせて軽い体になって旅立つのだと思います。

『下顎呼吸』に苦しみはありません

患者さんが旅立つ直前に、顎をしゃくるような呼吸をします。大きく顎を動かし、時には眉間にしわをよせて苦しそうにすることもあります。

これを、**下顎呼吸**といいます。一見苦しんでいるように見えますが、実際には苦しみはないそうです。痛みも感じず、夢を見ているといたこともあります。

しかし、こうなるともう目を覚ますことはありません。あわてないで、患者さんの手をにぎり、静かに見守って下さい。

旅立つそのとき、まだ心が伝わります

本の最後に、思い出に残る旅立ちを紹介します

その患者さんは、90歳の男性でした。地域の人たちが子供のころ、誰もが一度はあめを買いに行ったことがあるというくらい、地元では有名な飴屋さんでした。

末期で心臓が弱り、下肢がむくんできました。そこで奥さんが、この患者さんにストッキングをはかせて、下肢のむくみを取ろうとしました。しかし、そのストッキングが脱げなくなり、かえって右足の血行が悪くなり、結局壊死してしまったのです。

さらに、この足からの感染が原因で、毎日痛みが生じました。90歳という高齢ですので、オピオイドを使ったとたん意識がなくなります。そこで毎日、右足に神経ブロックをしました。

患者さんの意識があるうちは、毎日子供たちがお店に買い物に来てる風景を撮影したビデオを見せました。TVの中でおじいちゃんに会いたがる子もいました。

やがて患者さんの意識がなくなり、下顎呼吸になりました。そこで集まってきたお孫さ

んたちに、患者さんの唇を触ってもらいました。心が伝わると思ったからです。

ついに心臓が停止しました。静かに呼吸も止まってきます。

みんな心電図モニターを見ていましたが、そんなの関係ありません。私は、奥さんと一緒に患者さんの手をこすって温めました。

そのとき、奥さんがこう言い出しました。

『まだ、来ていない孫がいる！』

親戚一同驚きましたが、すぐに奥さんの気持ちがわかりました。心電図をはずし、奥さんと私とで手を温め続けていたら、最後のお孫さんが病室に到着しました。

私は、『まだ、大丈夫。心は伝わるよ』と伝えて、遅れてきたその子にも手をにぎってもらいました。私は、その子のおじいちゃんへの心は伝わったと、今でも思います。

旅立ちのときは誰にでも来ますが、心さえあればいつだって「遅かった」ということはありません。きっと心は伝わるはずです。私はそう信じます。

おわりに

では、最後にいろいろ役に立つ情報をのせたいと思います。みなさまの参考になることを、お祈りしています。

①インターネットで検索してみましょう

◆日本緩和医療学会　http://www.jspm.ne.jp/

１９９６年から設立された学会。専門医（将来）、指導医の名簿を公表（２００９年から暫定）、認定研修施設を掲載しています。

◆がん情報サービス（がん対策情報センター）　http://ganjoho.ncc.go.jp/public/

国立がんセンターのがん対策情報センターが発信しているがん情報。特に、『がんとつきあう』という項目に、がんを告知されたあとの人にとってためになる情報が整理されています。また、いろいろながんの標準治療法が載っているため、あなたの受けている治療への予備知識としても役立つでしょう。

◆末期がんの方の在宅ケアデータベース　http://www.homehospice.jp/db/db.php

２００１〜２００３年、笹川医学医療研究財団にて研究班が組織され、在宅医療の全国規模の調査、データベースの作成が行われました。その後を在宅ホスピス協会が引き継ぎ、ホームページを運営しています。在宅ケアにとりくんでいてホームページへの名前記載を希望する全国の病院・医院のリストが載っています。その量は膨大で、きっとあなた家の近くの医師が見つかることでしょう。

②本書のマンガで登場したいろいろな名所

本書のマンガでは、告知をうけたあとの患者さんや家族が、実際にリラックスするために神奈川県の各地の観光名所を訪れています。その舞台を紹介しましょう。

江ノ電鎌倉駅（神奈川県鎌倉市）、海南神社夏の大祭「お練り獅子」（神奈川県三浦市）、建長寺（神奈川県鎌倉市）、鶴岡八幡宮の段葛の桜（神奈川県鎌倉市）、鶴岡八幡宮大銀杏（神奈川県鎌倉市）、寒川神社（神奈川県高座郡寒川町）、猿島磯釣りの海岸（神奈川県横須賀市）、円覚寺（神奈川県鎌倉市）

【引用・参考文献】

「がん緩和ケアガイドブック」日本医師会・監修（日本医師会）
「最新緩和医療学」恒藤暁（最新医学社）
「やさしい介護目で見る介護」読売新聞社生活情報部・編（生活書院）
「絵でみるターミナルケア」佐藤礼子・監修　浅野美知恵・編（学研）
「ホスピス医に聞く一般病棟だからこそ始める緩和ケア」池永昌之（メディカ出版）
「生きる力がわく『がん緩和医療』」向山雄人（講談社）
「あなたの家にかえろう」（「おかえりなさい」プロジェクト事務局）
「老化も進化」仲代達矢（講談社）
「あいあればこそ」小林完吾（講談社）
「心がすっきりかるくなる般若心経」名取芳彦（永岡書店）
２００９年６月18日付読売新聞「医療ルネサンス　仙台フォーラム」終末期医療を考える
http://www.yomiuri.co.jp/iryou/news/iryou_news/20090619-OYT8T00599.htm
http://www.yomiuri.co.jp/iryou/news/iryou_news/20090619-OYT8T00629.htm

［著者紹介］
奥井 識仁
（おくい　ひさひと）


本名：奥井伸雄。1965年愛知県生まれ。

医学博士、日本泌尿器科学会専門医・指導医、アメリカ女性泌尿器科学会会員。

よこすか女性泌尿器科・泌尿器科クリニック院長、帝京大学非常勤講師、獨協医科大学越谷病院非常勤講師。

東京大学大学院博士課程修了後、排泄ケアのためには、泌尿器科・婦人科・大腸肛門外科の垣根をこえて診療する必要を痛感。東京大学を退職し、パートナーの奥井まちこととともにハーバード大学ブリガム＆ウイメンズ病院へ臨床留学。

帰国後、地域医療振興協会・横須賀市立うわまち病院泌尿器科部長になり、地域医療を視野にいれた排泄ケアの手術・介護（終末期ケア）を実践。

1996年より在宅ケアにめざめ、排泄ケア分野の訪問診療をはじめる。そのころは、まだ在宅ケアでのテキストが一般になかったため、インターネットにて在宅でみる排泄ケアのホームページを立ち上げ全国の看護師や介護士が自由に書き込める掲示板を設置する。

2008年より帝京大学および獨協医科大学越谷病院のそれぞれ非常勤講師に就任。同年横須賀市内によこすか女性泌尿器科・泌尿器科クリニックを開業。現在に至る。

女性泌尿器科分野の手術では、大学病院とクリニックを舞台に個人で年間200から300件をこなし、世界トップレベルの手術件数である。

著書に『図解 はじめての女性泌尿器科』（弊社刊）、『介護がラクになる マンガ排泄ケア』（講談社刊）、『マンガでわかる排泄ケアマニュアル』（オークラ出版刊）、『婦人泌尿器科へようこそ』（保健同人社刊）、『在宅でみる排尿介護のコツ』（南山堂刊）がある（すべて共著・奥井まちこ）。

［著者連絡先］よこすか女性泌尿器科・泌尿器科クリニック
〒238-0012　神奈川県横須賀市安浦町3－13－302
TEL＆FAX：046-823-8456
http://www.uro-gyn.net/

あなたらしい最期《さいご》を生きる本
絵で見るはじめての終末医療マニュアル

平成21年10月20日　第1刷発行

著　者　奥井　識仁
発行者　日高　裕明

発　行　株式会社ハート出版
〒171-0014 東京都豊島区池袋3-9-23
TEL.03(3590)6077 FAX.03(3590)6078
定価はカバーに表示してあります。

ISBN978-4-89295-590-7　C2077　編集担当・西山　乱丁・落丁本はお取り替えいたします

印刷・中央精版印刷株式会社